Ulrike Kämmerer, Christina Schlatterer, Gerd Knoll

Ketogene Ernährung bei Krebs

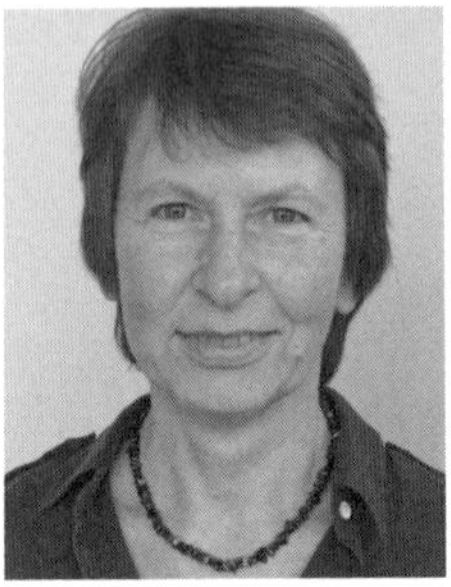

Priv. Doz. Dr. rer. nat. Christina Schlatterer ist Biologin. Ihr Forschungsschwerpunkt ist die Untersuchung von Signalprozessen in Zellen. Sie arbeitet derzeit als Wissenschaftskoordinatorin an der Universität Konstanz und ist seit Jahren auch publizistisch tätig.

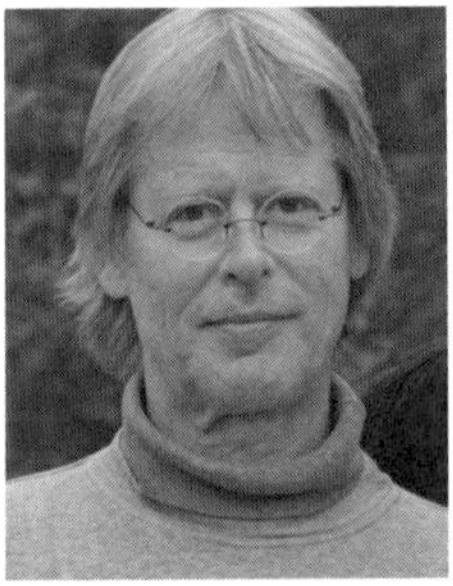

Dr. rer. nat. habil. Gerd Knoll ist Biologe und wissenschaftlicher Berater. Daneben ist der Autor seit Jahren auch publizistisch tätig mit den Schwerpunkten Ernährung und Krebs. Sein besonderes Interesse gilt der Rolle von Mitochondrien in der Zelle.

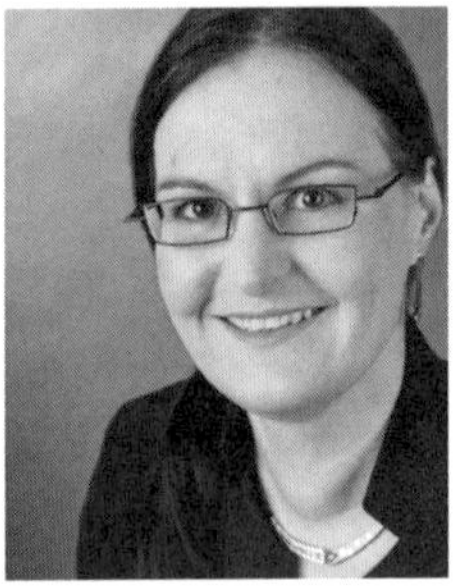

Prof. Dr. rer. biol. hum. Ulrike Kämmerer ist Biologin und forscht zusammen mit ihrer Arbeitsgruppe an der Universitäts-Frauenklinik in Würzburg zu immunologischen Fragestellungen der Reproduktions- und Tumorbiologie. Sie war Mit-Initiatorin einer der ersten klinischen Studien über ketogene Ernährung bei Krebs überhaupt.

Ulrike Kämmerer, Christina Schlatterer, Gerd Knoll

Ketogene Ernährung bei Krebs

Die besten Lebensmittel bei Tumorerkrankungen

systemed

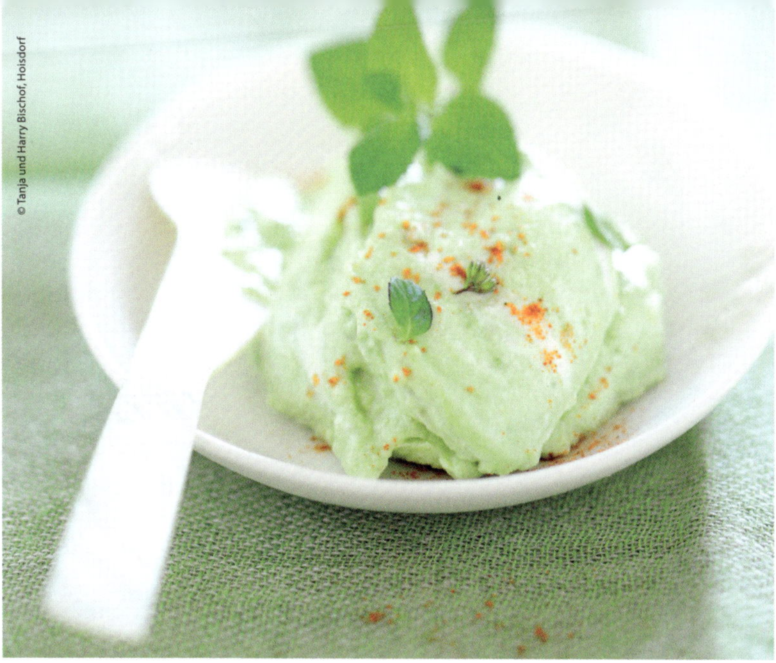

Teil 5. Rezepte 144

Teil 6. Anhang 174

Einleitung

Niemand, der die Situation nicht selbst erlebt hat, kann nachfühlen, was die Diagnose »Krebs« bedeutet. Doch auf den Schock folgen bei fast jedem dann bald genau zwei Fragen: Was können die Ärzte jetzt für mich tun? Und: Was kann ich selbst tun? Diese zweite Frage versuchen wir, in diesem Buch zu beantworten. Denn so niederschmetternd die Nachricht sein kann: Niemand ist danach der Krankheit hilflos ausgeliefert. Es ist gut und wichtig, kompetente und mitfühlende Ärzte zu finden. Doch man muss sich nicht allein auf sie verlassen. Es gibt eine Menge, was man begleitend zu einer Therapie selbst tun kann. Und je früher man damit beginnt, desto besser sind die Genesungschancen, sind die Möglichkeiten, den Krankheitsverlauf positiv zu beeinflussen, die Aussichten, weiter ein aktives und weitgehend »gesundes« Leben führen zu können.

Dass die Ernährung eine ganz entscheidende Rolle spielt, wird niemanden wundern. Das, was wir essen, ernährt uns. Es ernährt aber auch den Tumor.

Das, was wir essen, ernährt uns aber nicht nur, es bewirkt im Körper auch ungezählte andere Prozesse. Diese können letztlich die Gesundheit fördern oder ihr schaden. Das, was wir essen, kann auch bei einem Tumor Reaktionen weit jenseits seiner Versorgung mit Kalorien bewirken. Es kann dem Tumor helfen. Es kann ihn aber auch behindern. Es kann ihm sogar schaden.

Das, was wir essen, kann gleichzeitig gut für die gesunden Teile des Körpers sein – und unnütz oder gar schädlich für den Tumor.

Deshalb sollte man als Krebspatient versuchen, genau das zu essen und zu trinken, was die gesunden Teile des Körpers nährt und stärkt, dem Krebs aber nichts nützt oder ihn vielleicht sogar schwächt. Man sollte versuchen, Lebensmittel zu sich zu nehmen, die bewirken, dass der Körper seine eigene Medizin gegen den Krebs und für die Gesundheit bildet.

Wir sind überzeugt, dass eine kohlenhydratarme Ernährung für die allermeisten Krebspatienten empfehlenswert ist. Warum wir dieser Meinung sind, das wollen wir in diesem Buch so verständlich wie nur irgend möglich erklären und konkret die Nahrungsmittel nennen, die am besten in dieses Konzept passen. Wir, das sind die Autoren des Buches »Krebszellen lieben Zucker – Patienten brauchen Fett«, erschienen bei systemed. Dort legen wir sehr ausführlich die wissenschaftlichen Grundlagen und Argumente für eine Ernährung mit sehr wenigen Kohlenhydraten dar. Wir verweisen dort auch auf zahlreiche Studien und geben deren Quellen an.

Das vorliegende Buch ist zweierlei: Es ist einerseits eine kürzere, einfachere, mehr praxisbezogene und für Leser kostengünstigere Version des Buches von 2012. Damit kommen wir zahlreichen Wünschen von Lesern nach, denen das erste Buch zu wissenschaftlich war – zu detailliert, zu »statistisch«, wie es in einer Rezension hieß. Andererseits ist es auch eine Aktualisierung, denn seither hat es natürlich mehr Forschung und Erfahrungen gegeben.

In diesem Buch steht, was man bisher aus wissenschaftlichen Beobachtungen über die Wirkungen einer stark kohlenhydratreduzierten Kost ganz allgemein und speziell bei Krebs weiß. Auf dieser Grundlage empfehlen wir eine Ernährung, die alle Grundbedürfnisse an Nährstoffen, Mikronährstoffen, Vitaminen und Ballaststoffen abdeckt, die aber *auf die Bedürfnisse von Krebspatienten speziell abgestimmt* ist. Bei Krebspatienten ändert sich mit der Zeit der Stoffwechsel so, dass normale, kohlenhydratreiche Kost für sie zunehmend schlechter zu verwerten ist und ihnen sogar zunehmend schadet. Die ketogene Ernährung dagegen kann die gesunden Teile des Körpers stärken, ihnen optimal Energie und Erneuerungsmaterial liefern, während sie Krebsgeschwüren nichts nutzt.

In diesem Buch steht keine Anleitung zu einer Wunderdiät. Niemand wird hier das Versprechen finden, dass man nur kohlenhydratarm essen muss, um geheilt zu werden. Nicht in diesem Buch steht auch die Behauptung, dass man den Krebs ganz einfach aushungern kann, indem man keinen Zucker und keine Stärke isst. Nicht in diesem Buch stehen nicht belegbare Behauptungen und steile Thesen. Gerade das Märchen vom simplen Aushungern hat sich in letzter Zeit rasant verbreitet. Auch uns wurde vorgeworfen, in unserem 2012 erschienenen Buch genau das zu behaupten. Allerdings weiß jeder, der das Buch wirklich gelesen hat, dass wir genau dies nicht tun.

In diesem Buch steht, wie sich Krebspatienten ketogen ernähren können, damit es ihnen wieder besser oder weiterhin gut geht.

Was bedeutet »ketogene Ernährung«? Ketogen ernährt man sich, wenn die Leber jede Menge kleiner Moleküle bildet, die als Ketone bezeichnet werden. Sie tut das, wenn in den täglichen Speisen und Getränken nur sehr wenige Kohlenhydrate sind, dafür aber mehr Fett. Diese Ketone (auch Ketonkörper oder Ketonsäuren genannt) werden aus Fetten gebildet. Sie sind optimale Energielieferanten, sie können von fast allen Körpergeweben hervorragend genutzt werden. Nur Krebsgeschwüre können mit ihnen nichts oder kaum etwas anfangen. Bei der ketogenen Ernährung steht einem Tumor auch weniger von seiner wichtigsten Nahrung, dem Zucker, zur Verfügung. Zudem können Ketone auf die verschiedenste Art und Weise hemmend auf das Wachstum und die Verbreitung von Tumoren wirken. Wer sich ketogen ernährt, versetzt seinen Körper auch nicht in einen unnormalen, »künstlichen« Zustand. Denn in der Menschheitsgeschichte waren Phasen, in denen es eher wenige Kohlenhydrate in der Nahrung gab, eher die Regel als die Ausnahme.

Gerade in den letzten Jahren hat es eine Menge neuer Erkenntnisse gegeben, die dafür sprechen, dass eine ketogene Ernährung bei Krebs sinnvoll und für die allermeisten Patienten völlig risikolos ist. Wir haben dieses Buch geschrieben, weil wir der Meinung sind, dass die ketogene Ernährung eine hervorragende, sichere, aber leider noch eher unbekannte oder gar verkannte Möglichkeit ist, Krebspatienten zu helfen. Wir wollen diese Möglichkeit aufzeigen. Und wir wollen denen, die es damit versuchen wollen, bei der praktischen Umsetzung helfen.

Niemand von den Autoren verdient jenseits der Buchverkäufe am Thema »Ketogene Ernährung« oder an irgendwelchen anderen Produkten oder Dienstleistungen, die im Zusammenhang mit dem Inhalt dieses Buches stehen könnten. Wir verkaufen keine Keto-Produkte. Wir halten keine lukrativen Seminare ab. Anders als viele andere Autoren von Büchern, in denen es um Ernährung bei oder gegen Krebs geht, sind wir hier also völlig unabhängig. Es gibt keinerlei Interessenskonflikte.

Und: Was wir hier empfehlen, leben wir auch weitgehend selbst. Wir alle haben über längere Zeiträume gegessen, wie es hier in diesem Buch empfohlen wird, und tun dies zum Teil nach wie vor.

Deshalb können wir auch Folgendes zumindest aus eigener Erfahrung sagen: Sich ketogen zu ernähren ist möglich, es macht Spaß und schmeckt. Man kann es sogar mit wenig Aufwand mit Tiefkühl- und Fertigprodukten schaffen, auch wenn selber kochen mit möglichst frischen und natürlichen Zutaten sicher besser ist. Es ist so oder so variantenreich und lecker, die kohlenhydratreichen Sättigungsbeilagen kann man weglassen oder ersetzen. Reichlich Gemüse und wertvolle Gewürze gehören dazu. Es setzt in der Küche wahrhaft kreative Kräfte frei, ohne groß Kraft zu kosten. Ob Vorspeisen, Hauptgänge, Desserts – ketogene Ernährung eröffnet neue Geschmackswelten für Patienten, aber auch für die, die mit am Tisch sitzen. Die essen vielleicht Nudeln oder Kartoffeln als Beilage, oder sie merken, dass auch ihnen das kohlenhydratarme Essen besonders gut bekommt.

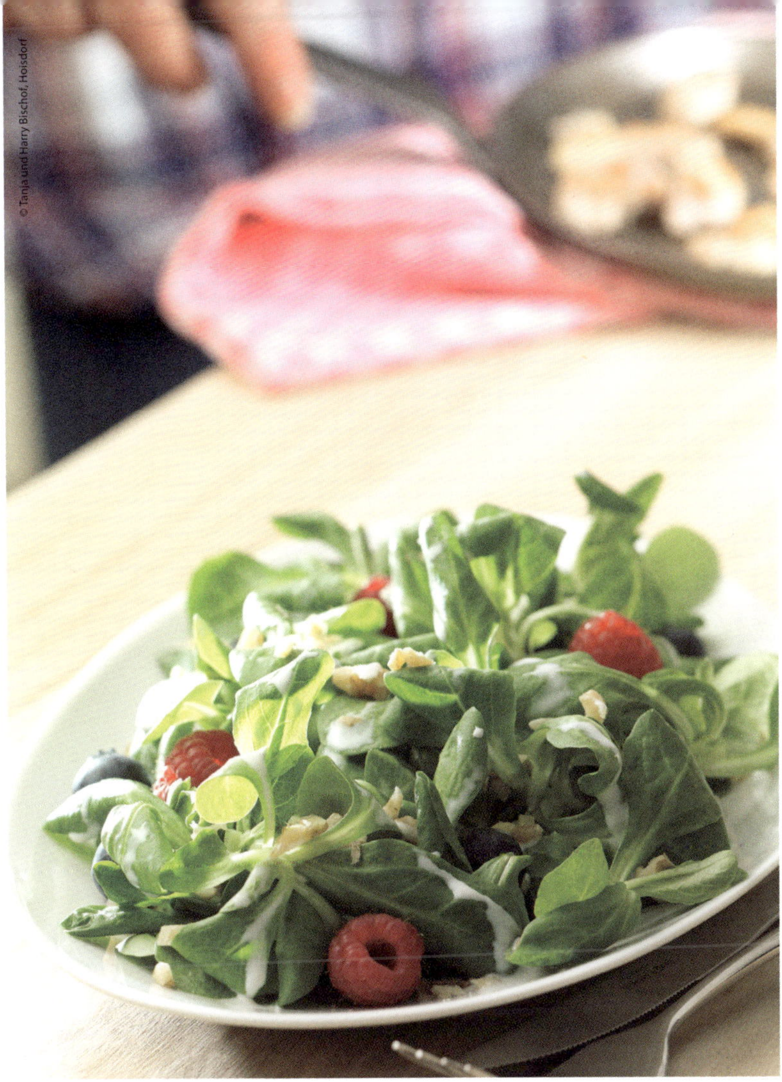

Dieses Buch ist ein Angebot. Wir wollen niemanden überreden oder mit Macht überzeugen. Wir wollen über diese Möglichkeit einer speziell auf Krebspatienten zugeschnittenen Ernährung informieren.

Wir hoffen, dass dieses Buch Ihnen helfen wird.

Konstanz und Würzburg im Dezember 2015

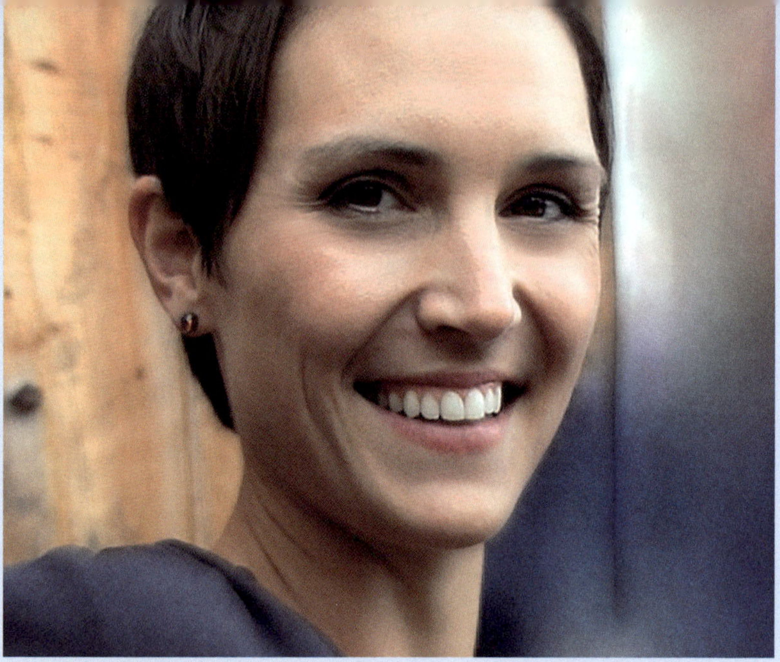

Erfahrungen einer Patientin – von Christiane Wader

»Sie haben Lebermetastasen!«
Diese Nachricht lässt die Welt stillstehen!

Meine Brustkrebstherapie war abgeschlossen, der Neustart im Job vollzogen. Das neue Leben hatte begonnen. Dem Rat der Ärzte, als unterstützende Behandlung Ausdauersport und auch Krafttraining zu machen, war ich gewissenhaft gefolgt.

Dann die Routine-Nachsorge-Untersuchung und dieser Befund.

Das war im September 2011. Meine erste Brustkrebsdiagnose hatte ich im Februar 2010 erhalten.

Wenn der Krebs zurückkehrt und man erfährt, dass Organe von Metastasen befallen sind, kann das noch niederschmetternder sein als die erste Diagnose. Denn man gilt ab diesem Moment bei den allermeisten Tumorarten als unheilbar krank. Man fühlt sich hilflos, vor allem dann, wenn man eigentlich alles getan hat, um einen Rückfall zu vermeiden. Dem persönlichen Umfeld geht es meist nicht anders.

Mir ist es gelungen, diesem Zustand der Hilflosigkeit zu entkommen. Dabei half, dass die Metastasen als operabel eingestuft und wenige Wochen nach der Diagnose entfernt wurden. Doch anders als bei der Erstdiagnose, nach der ich bis hin zum Sporttreiben allein dem Rat der Ärzte gefolgt war, begann ich jetzt auch aktiv selbst nach weiteren Möglichkeiten zu suchen, die Therapie zu unterstützen.

Meine Metastasendiagnose wurde anhand einer PET-CT (Positronenemissionstomografie kombiniert mit der Computertomografie) gestellt. Das Verfahren macht vorher injizierte radioaktiv markierte Glukose (Traubenzucker) im Körper sichtbar. Weil schnell wachsende Tumoren besonders zuckerhungrig sind, leuchten genau diese Stellen auf.

Von Dr. Peter Heilmeyer, damals Leiter der Klinik Überruh in Isny, hatte mein Mann erfahren, dass jener Zuckerhunger der Krebszellen nicht nur diagnostisch, sondern vielleicht auch therapeutisch nutzbar sein könnte. Heilmeyer erzählte von positiven ersten Studienergebnissen mit einer Variante der Ernährung mit wenigen Kohlenhydraten (»Low-Carb«) bei Krebs.

Noch während meiner zweiten Chemotherapie lernte ich Frau Professor Ulrike Kämmerer vom Universitäts-Klinikum Würzburg kennen, die die weltweit erste Studie mit dieser Ernährungsform bei Krebspatienten mitgeleitet hatte. Obwohl es neben jener Studie nicht mehr gab als einige positive Erfahrungsberichte von Einzelpatienten, war ich nach der persönlichen Beratung durch sie wild entschlossen, meine Ernährung umzustellen – auf die ketogene Diät.

Ich hatte schließlich nichts zu verlieren, und die Möglichkeit, selbst etwas zu tun, gab mir zusätzlich Energie. Um mir ein erreichbares Ziel zu stecken und noch einen Horizont erkennen zu können, nahm ich mir zwei Jahre ketogenes Leben vor. Damals war es jedoch noch schwer, an gute Informationen, kreative Ideen und Tipps zu gelangen, denn die erste Auflage dieses Buches erschien erst 2014, das erste Buch von Professor Kämmerer und ihren Koautoren Dr. habil. Christina Schlatterer und Dr. habil. Gerd Knoll (ebenfalls systemed: »Krebszellen lieben Zucker – Patienten brauchen Fett«) kam ebenfalls erst im Mai 2012 heraus. So startete ich damals in eine ungewisse ketogene Zukunft.

Die Autoren hatten allerdings vor dem ersten Buch eine Informationsbroschüre verfasst. Sie wurde zur Grundlage meines ketogenen Wissens. Zusätzlich bekam ich von Frau Kämmerer persönlich einige gute Ratschläge mit auf den Weg, die sich für mich in den ersten Tagen und Wochen als sehr hilfreich herausstellen sollten. Denn ohne ein ausführliches Standardwerk wie dieses hier war der Anfang schwer. Ich musste mir alle weiterführenden Informationen in mühsamer Kleinstarbeit zusammensuchen. Damals fehlte nicht nur jeglicher ketogener »Mainstream«, auch die benötigten Zutaten waren Mangelware. Spezielle Lebensmittel waren außerhalb von Internetshops so gut wie nicht erhältlich.

So verbrachte ich viel Zeit damit, die ketogenen Hürden des Alltags zu nehmen und recherchierte im Internet nach Rezeptideen und potenziellen Zutaten. Zusätzlich durchsuchte ich alle Lebensmittelläden und Reformhäuser in meiner Umgebung. Bezüglich der verwendbaren Produkte musste ich feststellen, dass man auch nach monatelang gelebter Low-Carb-Ernährung vieles nicht korrekt einschätzen kann. Das galt ironischerweise gerade für Naturprodukte, denn auf denen stehen keine Nährwertangaben.

Gerade bei der strengen Variante der ketogenen Diät mit maximal 20 Gramm Kohlenhydraten pro Tag nimmt man schnell zu viel Zucker oder Stärke zu sich. Eine Handvoll rote Paprika beispielshalber wiegt zirka 100 Gramm. Sie enthält dann 6,5 Gramm Kohlenhydrate. Man hat also für die zuzubereitende Mahlzeit nicht mehr viel Puffer für andere Lebensmittel mit Kohlenhydraten. Auch die Einschätzung der anderen beiden Nährwerte (Eiweiß und Fett) stellte sich als anspruchsvoll heraus. Sich wirklich ketogen zu ernähren und eine perfekte Nährwertverteilung zu erreichen, ist, derart auf sich gestellt, nicht einfach.

Man nimmt zum Beispiel, unachtsam oder unwissend, schnell zu viel Protein im Vergleich zu Fett zu sich – zumal man vielleicht noch die jahrzehntelangen Warnungen der Ernährungsgurus vor jeglichem Fett im Hinterkopf hat. Von denen muss – und darf man sich angesichts der wissenschaftlichen Lage auch guten Gewissens – verabschieden. Ein mageres Steak etwa ist nicht ideal. Steak mit viel Kräuterbutter ist besser und wirkt ketogen. Auch Naturjoghurt und Milchspeisen ohne zugefügtes Kokos- oder Leinöl enthalten deutlich mehr als die angestrebten 21 Prozent Eiweiß.

Das Ziel sollte also nicht sein, lediglich die Kohlenhydrate zu verbannen, sondern zusätzlich den Fettanteil deutlich zu erhöhen. Ich gewöhnte mir an, zu allen Speisen Butter, Fett oder Öl hinzuzufügen. Ich esse manchmal noch ein Stück Käse mit extradicker eiskalter Butter zusätzlich zur Mahlzeit und schon passt mein Nährwertverhältnis. Beim Kauf achte ich auf ein gutes Omega-3-zu-Omega-6-Verhältnis und eine gute Herkunft. Butter etwa kaufe ich nur solche, die aus Milch von grasfressenden Kühen hergestellt wurde. Ziel war und sind für mich 5 bis 9 Prozent Kohlenhydrate, bei einer Höchstgrenze von 20 Gramm Kohlenhydraten pro Tag, und maximal 21 Prozent Eiweiß. Der Rest der Energie wird aus Fett gewonnen. Das sind 70 bis 85 Prozent der aufgenommenen Kalorien.

Wie würde ich angesichts dieser Erfahrungen heute die Ernährungsumstellung in der Praxis, im Alltag, angehen? Wie schafft man es, dass es trotz neuer und anfangs teilweise seltsam erscheinender Zutaten lecker schmeckt? Wie kann man mit der ketogenen Ernährung glücklich sein und nicht permanent das Gefühl haben, auf Lieblingsspeisen verzichten zu müssen?

So banal es klingen mag: Es gibt nichts Gutes, außer man tut es. Und jedem Anfang wohnt ein Zauber inne. Also einfach loslegen, sich trauen, sich dem Abenteuer und dem Neuen stellen! Und sich eines klar machen: Jeder Mensch ist anders, und daher gibt es auch nicht den einen perfekten Einstieg, den einen idealen Weg. Und ab und an wird auch mal etwas misslingen, einfach nicht schmecken oder die Zubereitung wird beim ersten Mal etwas länger dauern. Das liegt allerdings nicht am speziellen Prinzip Keto, sondern am allgemeinen Prinzip Anfänger. Also nicht entmutigen lassen! Für mich war zu Beginn ein gutes Wissen über die Nährwerte die Basis für die Umstellung. Ich versuchte mir jene Lebensmittel mit unter 5 Gramm Kohlenhydraten auf 100 Gramm herauszusuchen. In diesem Buch ist in »Teil 3« das Wissen über die geeignetsten Lebensmittel zusammengefasst.

Es ist tatsächlich äußerst hilfreich, sich auf jene Naturalien zu konzentrieren, deren Nährwerte passen, anstatt beharrlich an die Lebensmittel zu denken, die nun vom Teller verbannt sind (zum Beispiel Reis, Nudeln oder Kartoffeln). Es ist dann bald wahrhaft inspirierend, auf den eigenen Hunger zu horchen und ihm mit Kreativität zu antworten. Schon ist der erste große Schritt zum Keto-Koch getan.

Gerade das Mittag- und Abendessen ist einfach umzustellen. Man muss hier lediglich die Sättigungsbeilage, Reis etwa, gegen ein oder mehrere geeignete Gemüse austauschen, serviert mit gutem Öl. Mit Sicherheit fällt einem prompt die ein oder andere Standardmahlzeit ein, die man nun anstatt mit Kartoffeln zum Beispiel mit einem köstlichen Pastinakenpüree an Zucchinigemüse kredenzt. Sie werden bestimmt schon in den ersten Tagen ketogene und ebenso kulinarische Erlebnisse haben. Tatsächlich muss man auf vergleichsweise weniges verzichten, gewinnt aber vergleichsweise vieles hinzu.

Doch was kann man frühstücken? Das normale Müsli und die Bäckerbrötchen kann man nun nicht mehr essen. Doch auch hier gibt es unzählige Möglichkeiten. Meine früher geliebte große Schüssel Obstsalat mit Joghurt ersetzen mittlerweile ein paar Himbeeren auf Mandelbrei und Hüttenkäse. Haben Sie schon einmal Papaya probiert? Pfannkuchen aus Ei, Frischkäse und Kokosmehl schmecken ausgezeichnet. Eine Mischung aus Nüssen, Saaten und einigen Gewürzen sind eine gute Müslibasis, in Wasser gequollen und gebacken wird daraus Granola. Das ist dann auch zum Mitnehmen und als Snack geeignet. Ansonsten ist jegliche Eierspeise mit guter Ghee-Butter oder Öl zubereitet ein tolles Frühstück und als Imbiss zum Mittag- oder Abendessen natürlich ebenfalls geeignet. Unzählige Varianten sind möglich, mit Gemüse, Kräutern und Gewürzen kann man vielseitig verfeinern.

Auch Süßes kann man weiterhin essen. Vieles kann wie gewohnt, lediglich mit Süßstoff, Stevia oder einem Zuckeralkohol wie z. B. Erythrit zubereitet werden. Bei Backwaren ersetzen etwa gemahlenen Mandeln und ein wenig Kokosmehl das Getreidemehl. Jeder kennt diese Zutaten aus der Weihnachtsbäckerei, in der ketogenen Backstube kommen sie eben rund ums Jahr zum Einsatz.

Für mich war die Umstellung vor allem aufgrund der Tatsache, dass ich mir das Wissen dafür selbst zusammensuchen musste, kein Kinderspiel. Das vorliegende Buch, das jetzt in neuer Auflage erscheint, füllt diese Lücke. Inzwischen gibt es im Übrigen weitere Koch- und Backbücher zu Low-Carb und Keto. Im ganz normalen Handel sind mittlerweile auch deutlich mehr für »Keto« geeignete Zutaten und auch fertige Produkte erhältlich. Und tatsächlich muss man nicht einmal, wie ich, besonders ambitioniert in der Küche sein, um sich ketogen ernähren zu können. Für unerlässlich aber halte ich fundiertes Wissen auch hier, denn manche dieser Produkte sind zwar sehr kohlenhydratarm, enthalten aber zu wenig Fett. Ein Stück Low-Carb-Trockenkuchen bestreicht man dann eben mit Butter oder Kokosfett, dann schmeckt es auch gleich doppelt so gut.

Mein Anspruch war und ist, dauerhaft in der Ketose zu sein, also jenem Stoffwechselzustand, in dem die Leber vermehrt Ketonkörper produziert. Die Hauptenergiequelle für den Organismus wechselt hier von der Glukose zu den Ketonkörpern. Wenn man die ketogene Diät nicht konsequent umsetzt (wenn man also zu viele Kohlenhydrate oder Proteine oder auch zu wenig Fett zu sich nimmt), dann wird der Körper »aus der Ketose fliegen«. Die Leber wird die Produktion der Ketonkörper stoppen und der Stoffwechsel wird wieder primär Glukose verarbeiten.

Das kann mal passieren, vor allem anfangs, wenn man sich noch nicht auskennt. Und es ist keine Katastrophe. Aber, so zumindest meine Erfahrung: Eine Routine mit Keto abwechselnd mit kohlenhydratreicher Ernährung, etwa am Wochenende, ist keine gute Strategie. Die Umstellung des Stoffwechsels ist für den Körper immer anstrengend. Als Krebspatient sollte man seine Ressourcen besser für den normalen Alltag oder auch die aktuelle Therapie einsetzen, anstatt diese permanent den Stoffwechselanpassungen zu opfern. Das vorliegende Buch unterstützt den ketogenen Start kompetent und wird ebenso noch nach Monaten ein regelmäßiger Begleiter sein. Ich selbst nehme es regelmäßig zur Hand und bin immer wieder erstaunt, welches Wissen gleichwohl aufgefrischt und vertieft werden kann und wie die Informationen darin immer wieder die eigene Erfahrung ergänzen und neues, noch besseres Verständnis ermöglichen.

Aber ketogene Ernährung ist und bleibt »anders« als der Mainstream in Küchen und Backstuben. Also trauen Sie sich, »anders« zu sein. Essen Sie ketogen und lachen Sie über verblüffte Blicke im Restaurant, wenn Sie die Ölflasche wieder mal über dem Salat auskippen. Backen und kochen Sie für Freunde und lassen Sie sich motivieren, weil es Ihren Gästen so gut schmeckt. Letztens blieb bei mir tatsächlich das gekaufte »normale« Baguette für die Gäste unangetastet liegen, denn es wurde durchgängig das ketogene Grillmenü verspeist. Ist das nicht Beleg genug dafür, dass die ketogene Küche schmackhaft sein kann und so gut wie keinerlei Verzicht beinhaltet?

Natürlich wächst auch das Verständnis von Familie und Freunden, wenn diese die ketogene Küche mit entdecken und dadurch begreifen, dass der Patient sich kulinarisch nicht quälen muss und die Zubereitung der Gerichte nicht so kompliziert ist, wie sie es erwartet haben. Folge: Nicht nur mehr Verständnis, sondern auch Unterstützung durch Familie und Freunde. Der nähere Umkreis möchte helfen, und er kann lernen, selber zubereitetes Essen erfolgreich ketogen für den Gast anzupassen.

Neben Angehörigen und Freunden sind natürlich Mediziner die wichtigsten Begleiter nach einer Diagnose. Leider fehlt ihnen oft die Vorstellungskraft, wie man eine kohlenhydratreduzierte Kost im Alltag bewältigen könnte. Meist vermuten Ärzte und Ärztinnen, die ketogene Ernährung sei eine viel zu große Einschränkung für den Patienten, von Zweifeln am Sinn ganz zu schweigen. Daher hört man von Medizinern oft demotivierende Worte, wie, dass das alles viel zu anstrengend sei. Und tatsächlich sollte eine gute Lebensqualität für Krebspatienten im Mittelpunkt stehen. Auch von Mitpatienten höre ich oft, gerade bei solch einer schlimmen Diagnose müsse man sich doch etwas gönnen dürfen und nicht auch noch Verzicht üben.

Aus eigener jahrelanger Erfahrung und als ausgesprochener Genussmensch kann ich aber eines sagen: Die Lebensqualität, der Genuss beim Essen, all das leidet nicht. Im Gegenteil. Was es braucht, ist lediglich ein Umdenken, ein wenig Organisation und Offenheit für Neues. Natürlich ist es eine Herausforderung, die seit der Kindheit gewohnte Ernährungsform grundsätzlich zu überdenken und eine neue zu erlernen. Der ketogene Patient hat allerdings meist die nötige Motivation und Zeit, um sich dieses Wissen anzueignen. Zudem ist man heute als Low-Carb-Esser kein Außenseiter mehr, denn schließlich ernähren sich immer mehr Leute kohlenhydratarm, meist aus gesundheitlichen und Fitnessgründen. Das wäre nicht der Fall, wenn es unzumutbar schwer durchzuführen wäre oder wenn nicht oft das Essen nach den neuen Rezepturen und aufgrund den reichhaltigeren Produkten sogar besser schmecken würde. Man darf ja auch nicht vergessen: Fett ist ein Geschmacksträger. Obendrein ändert sich der Geschmackssinn auf sehr hilfreiche Weise: Schon bald wird etwa die Mandelmilch sogar als zu süß empfunden und der Bergkäse ohne extra Butter als viel zu trocken.

Und das Ausleben der Kreativität in der Küche macht Spaß, gelungene Eigenkreationen bestätigen fast täglich, den richtigen Weg gewählt zu haben.

Lassen Sie sich, wenn es am Anfang dem Kopf und dem Bauch vielleicht etwas schwerfällt und nicht alles gelingt, nicht demotivieren. Lassen Sie sich von diesem Buch, von den neuen kulinarischen Möglichkeiten und dem Gedanken an den höchstwahrscheinlichen gesundheitlichen Nutzen inspirieren und motivieren!

Mit diesem Buch soll ein Grundwissen, die neuesten wissenschaftlichen Erkenntnisse und ebenso praktische Tipps über die Ernährungsform weitergegeben werden. Ich halte es für überaus wertvoll und gelungen. Ohne das hier dargestellte Wissen wäre mein Leben seit der Metastasendiagnose vermutlich ganz anders verlaufen. Mein Dank gilt den Autoren für dieses hilfreiche Standardwerk. Frau Professor Kämmerer danke ich besonders für ihre Inspiration, Überzeugung und Unterstützung.

Eines aber ist mir wichtig zu sagen: Ja, vier Jahre nach meiner Metastasendiagnose bin ich nach wie vor in kompletter Remission, das heißt: Es gibt keine Anzeichen für Tumorwachstum. Ja, ich fühle mich heute hervorragend, bin voller Pläne für die Zukunft. Ja, mein Onkologe nennt mich seine »Wunderfrau«. Und ja, ich glaube, dass die ketogene Ernährung, kombiniert mit nach wie vor regelmäßigem Sport, für all das eine wichtige Rolle gespielt hat.

Aber: Natürlich kann man nicht wissen, woran das alles genau liegt. Ich habe diese Einleitung geschrieben, weil ich aufzeigen will, dass es für Patienten möglich und gewinnbringend ist, sich auf diese Ernährungsumstellung einzulassen. Ich habe sie nicht geschrieben, weil ich meinen würde, mein Einzelbeispiel könnte als Nachweis einer »therapeutischen Wirksamkeit« der Keto-Ernährung ausreichen. Dafür bräuchte es mehr Studien, und ich hoffe, dass diese gemacht werden können, obwohl es sehr schwierig ist, sie zu finanzieren, weil kein Pharmaunternehmen hiermit Gewinn machen könnte.

Was ebenso wichtig ist: Manche fassen die Keto-Ernährung als »Alternative« zu konventionellen Therapien auf. Dies halte ich für falsch und gefährlich. Ich sehe sie als Ergänzung und habe mich der schulmedizinischen Behandlung nicht verweigert. Auch in Zukunft würde ich nicht anders handeln, im Gegenteil. Warum das Sinn ergibt, auch das steht in diesem Buch.

Für den Austausch von Gedanken, Fragen und Sorgen unter Patienten habe ich eine Facebook-Gruppe gegründet: www.facebook.com/groups/ketobeikrebs/. Sie ist inzwischen eine gute und zahlreich genutzte Anlauf-stelle geworden, um gleichgesinnte Patienten und auch den einen oder anderen Experten online zu treffen.

Ich wünsche Ihnen anregende Lektüre und viel Erfolg – und auch Spaß – mit der ketogenen Ernährung.

Christiane Wader

München, im Oktober 2015

Beim Arzt

Die ketogene Ernährung ist zwar in etwa so alt wie die Menschheit selbst. Als wissenschaftlich begründete Strategie bei Krebserkrankungen aber ist sie noch relativ neu.

Es ist sehr gut möglich, dass ein Hausarzt oder eine Hausärztin noch nie etwas von ketogener Ernährung gehört hat. Es ist sogar wahrscheinlich. Und er oder sie wäre damit insgesamt in guter Gesellschaft, denn bislang weiß sicher auch in der Gesamtbevölkerung nur eine Minderheit davon. Ein solcher Mediziner wäre aber auch grundsätzlich unter seinen Kollegen keine Ausnahme. Denn es dauert durchschnittlich etwa 18 Jahre, bis eine neue Erkenntnis aus der medizinischen Wissenschaft in den Arztpraxen ankommt.

Diese 18 Jahre muss man nicht warten. Ärzte haben sich auch bereits daran gewöhnt, dass Patienten mit Informationen, die sie selbst gesammelt haben – aus Fernsehen, Büchern, dem Internet oder anderswoher – zu ihnen kommen. Auch der beste Hausarzt kann nicht alles wissen. Aber ein guter Arzt wird immer bereit sein, sich einem auf diese Weise aktiv werdenden Patienten und dessen Fragen zu widmen und sich selbst zu informieren. Er kann das heute auch viel besser als vor 20 Jahren, denn das Internet steht ja auch ihm (oder ihr) zur Verfügung.

Wir raten natürlich jedem Patienten, jeder Patientin, unbedingt mit dem Hausarzt und auch dem Onkologen über die Ernährungsumstellung zu sprechen. Wir raten dazu, sich ärztlich begleiten zu lassen. In manchen Fällen ist dies sogar dringend zu empfehlen, etwa, wenn man Diabetiker ist und medikamentös behandelt wird. Aber auch immer, wenn man sich nicht wohlfühlt, sollte man ärztlichen Rat suchen. In einzelnen Fällen kann es beispielsweise zu einer störenden Unterfunktion der Schilddrüse kommen, die sich auch auf das Profil der Blutfette auswirken kann. Sollten solche Probleme auftreten, lassen sie sich in der Regel vom Arzt mit Medikamenten beheben. Eine leichte, nicht störende Verringerung der Aktivität der Schilddrüse ist sogar wahrscheinlich. Sie tritt auch beim Fasten ein, das auf den Körper ähnliche Wirkungen hat wie die ketogene Ernährung.

Die weitaus meisten Menschen haben kein Problem mit einer ketogenen Ernährung. Aber Menschen sind verschieden. Und es ist nicht auszuschließen, dass der oder die ein oder andere diese Ernährungsform auch nach den Tagen der Umstellung, in denen es immer zu Anpassungsschwierigkeiten kommen kann, nicht verträgt. Auch deshalb ist ärztliche Begleitung sinnvoll.

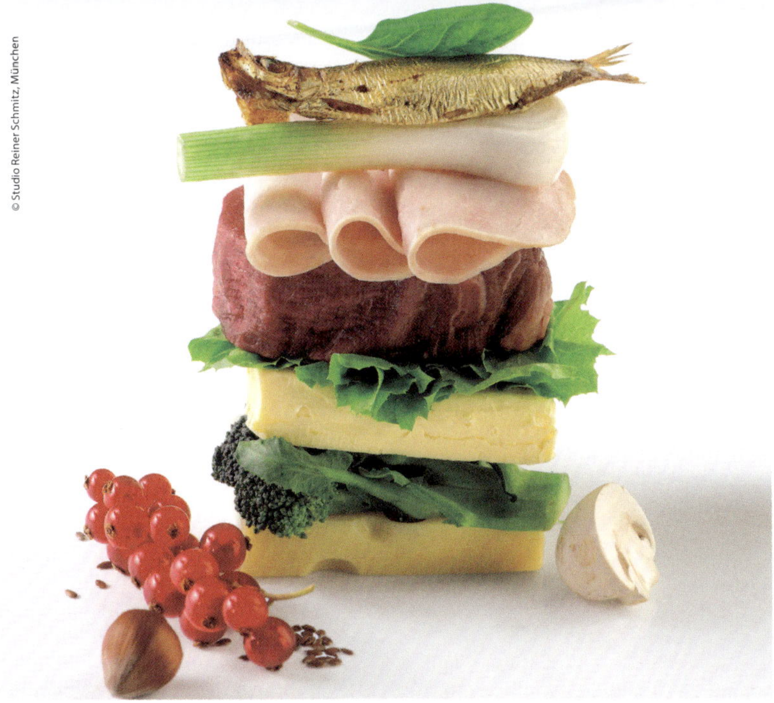

Tatsächlich sind immer mehr Ärzte der ketogenen Ernährung bei Krebs gegenüber sehr aufgeschlossen. Grund dafür sind einerseits die Ergebnisse von Studien, andererseits aber oft auch das, was sie an eigenen Patienten, die konsequent kohlenhydratarm und fettreich essen, beobachten können. Dokumentiert ist das unter anderem in einigen Fernsehbeiträgen, die in den vergangen Jahren zu diesem Thema gesendet wurden und in denen Ärzte zu Wort kamen.

Es ist aber durchaus möglich, dass der eigene Arzt dieser Ernährungsform ablehnend begegnet, selbst wenn man ihn als Patient auf die wissenschaftlichen Grundlagen hinweist. Wie kann man als Patient dann reagieren? Man sollte sich in diesem Falle tatsächlich überlegen, entweder ganz den Arzt zu wechseln oder sich zumindest zusätzlich einen zu suchen, der dieser Sache gegenüber aufgeschlossen ist. Zusätzliche Kosten verursacht das seit der Abschaffung der Praxisgebühr zum Glück auch nicht mehr.

Eine andere Möglichkeit, sich von Ärzten intensiv begleiten zu lassen, ist die Teilnahme an einer der laufenden klinischen Studien zur ketogenen Ernährung bei Krebs. Kontaktadressen dazu haben wir im Anhang des Buches bereitgestellt.

DIE GRUNDLAGEN

Kapitel 1

Was ist Krebs – was isst der Krebs?

Entartete Zellen, so wird die Krankheit Krebs häufig umschrieben. Zellen, die sich unkontrolliert teilen, so lautet eine andere Definition. Tatsächlich ist Krebs nicht eine einzelne Krankheit, sondern eine Gruppe vieler verschiedener Leiden. Doch gemeinsam haben sie wirklich immer, dass Zellen außer Kontrolle geraten sind, ob in der Lunge, in der Brust, in der Leber, im Blut oder in einem von vielen anderen Geweben und Organen des Körpers. Aber was heißt in diesem Falle eigentlich Kontrolle?

Was ist Krebs?

Alle Menschen, aber auch die allermeisten Tiere und Pflanzen (wenn sie sich nicht durch Knospung oder Ableger fortpflanzen), bestehen ganz am Anfang aus einer einzelnen Zelle. Das ist meist eine befruchtete Eizelle. Würde diese einfach anfangen, sich zu teilen und immer wieder zu teilen und immer weiter neue Zellen zu machen, die genauso aussehen wie die vorherigen, dann entstünde immer nur ein großer Zellhaufen, niemals aber ein Seepferdchen, eine Kokospalme oder eben ein Mensch.

Etwas so Komplexes kann nur heranwachsen, wenn die Zellen sich nach einem Programm kontrolliert teilen und spezialisieren. Dieses Programm ist in ihren Genen kodiert und wird auch von ihrer direkten Umgebung beeinflusst.

Kontrollierte Teilung bedeutet hier dreierlei:

1. Es entstehen immer nur so viele Zellen, wie gebraucht werden (um zum Beispiel eine normal große Leber zu bilden).

2. Es entstehen spezialisierte Arten von Zellen, und zwar genau dort, wo sie gebraucht werden (zum Beispiel Leberzellen in der Leber, die ganz anders aussehen und andere Aufgaben übernehmen als etwa Muskel- oder Gehirnzellen).

3. Zellen, die nicht gebraucht werden, werden gezielt dazu gebracht abzusterben.

Wenn all das funktioniert, wächst etwa aus jener einen befruchteten menschlichen Eizelle am Anfang ein normaler, einigermaßen gesunder Mensch heran.

Diese Kontrolle, ohne die wir alle nur unendlich wachsende Zellhaufen – und damit im Grunde Tumoren – wären, ist sehr komplex und fein reguliert. Leider ist sie auch fehleranfällig. Im Laufe des Lebens entstehen ständig Zellen, bei denen die Kontrolle nicht mehr funktioniert. Sie sterben meist von alleine ab, werden vom Abwehrsystem des Körpers erkannt und unschädlich gemacht oder zumindest durch ihre Umgebung in Schach gehalten. Manchmal aber schaffen sie es, sich durchzusetzen, sich immer weiter zu teilen. Es entsteht ein Zellhaufen, dessen Mitglieder sich weiter und weiter unkontrolliert teilen. Er kann irgendwann so groß sein, dass er Beschwerden macht. Er kann in andere Organe hineinwachsen und sie schädigen. Er kann den gesunden Teilen des Körpers die Energiequellen streitig machen. Und Zellen, die sich aus ihm lösen, können sich anderswo im Körper wieder festsetzen und dort neue Zellhaufen, sogenannte Metastasen, bilden. Wenn all das passiert, sprechen Ärzte von einem bösartigen Tumor.

Krebszellen haben die Fähigkeit verloren, sinnvoll und kontrolliert in einem Körper, in einem Organismus zu leben. Sie verlieren auch mehr und mehr die Eigenschaften der Zellen des Organs, von denen sie abstammen.

Das unkontrollierte Wachstum der Zellen ist aber nicht die einzige Gemeinsamkeit von Tumoren. Egal, was die Ursache für ihre Entstehung, welche von unzähligen möglichen Genmutationen oder Virusinfektionen dabei zum Beispiel eine Rolle gespielt haben: Eine Eigenschaft haben fast alle aggressiven Krebsarten gemeinsam – sie ernähren sich zunehmend anders, gewinnen ihre Energie zunehmend anders als normale Zellen.

Was isst Krebs? Und was isst er nicht?

Zellen sind Lebewesen. Sie müssen sich ernähren. Normale Zellen eines Menschen verwerten im Blut gelösten Zucker, der über den Darm aus der Nahrung aufgenommen wird. Das tun sie, indem sie ihn mithilfe von im Blut gelöstem Sauerstoff »verbrennen«. Außer Zucker können normale Zellen auch Fette und Eiweiße verbrennen. Bei diesem Prozess, der auch als zelluläre Atmung bezeichnet wird, wird sehr effizient Energie gewonnen. Diese können Zellen dann nutzen, um zu denken (Gehirn), Gifte abzubauen (Leber), einkaufen zu gehen (Muskel), neuen Zucker ins Blut zu schleusen (Darm) und so weiter.

Um derart effizient Energie gewinnen zu können, sind Helfer nötig. Sie heißen Mitochondrien und werden gerne als »Zellkraftwerke« bezeichnet. Nur mit ihnen und durch ihre effiziente Energieerzeugung ist es überhaupt möglich, dass sich ein komplexer vielzelliger Organismus mit unterschiedlichsten Geweben und Organen entwickelt und erhält.

Krebszellen dagegen hören mehr und mehr auf zu atmen, sie nutzen also Sauerstoff immer weniger, selbst wenn es reichlich davon gibt. Stattdessen stellen sie vermehrt auf die von Sauerstoff unabhängige Gärung um. So können diese Zellen auch in Geweben mit sehr wenig Sauerstoff überleben und sich teilen, zum Beispiel in schlecht mit Blut versorgten Tumoren. Aber auch wenn Sauerstoff vorhanden ist, schalten sie nicht wieder komplett auf Atmung um. Dieser ständige Gärungsstoffwechsel ist einer der universellen Unterschiede zwischen Krebszellen und normalen Zellen. Er ist für sie essenziell, denn atmende Zellen haben, soweit bekannt, praktisch nie die gefährlichen Eigenschaften von Krebszellen.

Ohne eine effiziente Zellatmung wird aber ein Vielfaches an Zucker gebraucht. Tumoren sind also extrem zuckerhungrig, je aggressiver, desto mehr. Sie benötigen eine Riesenmenge davon, und sie verwerten ihn mit sehr niedrigem Wirkungsgrad. Auch Eiweißbausteine können vergoren werden. Allerdings, und das ist wichtig: Fette nicht!

Der Unterschied in der Energieeffizienz zwischen aggressiven Krebszellen und gesunden Zellen ist in etwa so groß wie der zwischen der Dampfmaschine, die Thomas Newcomen 1812 baute, und einem modernen, sparsamen Benzinmotor. Krebszellen sind aber besonders gut darin, den vorhandenen Zucker aus dem Blut zu holen und ihn den normalen Zellen streitig zu machen.

Anders als Krebszellen, die die großen Zuckermengen unbedingt brauchen, können normale Zellen in den allermeisten Fällen auch ohne Zucker auskommen. Sie können zum Beispiel Fette aus dem Blut verwerten. Es gibt aber auch noch eine andere Gruppe ganz besonderer Nahrungsquellen. Diese heißen Ketone (auch Ketonkörper oder Ketonsäuren genannt). Die Leber kann sie ohne Probleme herstellen, und die allermeisten Zellen im Körper und auch im Gehirn können sie sehr effizient durch Zellatmung als Energielieferanten verwerten. Sie werden aber nur dann produziert, wenn kaum Stärke und Zucker in der Nahrung sind.

Zusätzliche Gesundheitseffekte

Lässt man Nahrungsmittel, die Kohlenhydrate enthalten – von Traubenzucker über Kristallzucker und Fruchtzucker bis hin zur Stärke in Kartoffeln, Nudeln und Brot – weitgehend weg, dann baut die Leber also aus Fetten jene Ketone. Man ist dann »in Ketose«. Die gesunden Zellen haben kein Problem, die Ketone zu nutzen. Wie ein Plug-in-Hybridauto, das mit Strom oder Benzin fährt. Krebszellen dagegen können – wenn sie weiterhin Krebszellen sein wollen – mit ihnen kaum etwas anfangen. Wie ein alter Golf, dem man ein Stromkabel in den Tank hängt.

Ernährt man sich also »ketogen« – was nichts anderes bedeutet als »auf eine Weise, die die Produktion von Ketonen in der Leber begünstigt« – dann bekommen die gesunden Zellen einen Treibstoff, mit dem aggressive Krebszellen nichts anfangen können. Zwar werden dadurch Tumoren nicht ausgehungert, denn die Leber stellt auch Zucker selbst her. Aber sie bekommen weniger Zucker als bei einer kohlenhydratreichen Ernährung. Und außerdem – dazu später mehr – haben die Ketone noch andere positive Effekte.

Kapitel 2

Kohlenhydrate, Obst und Gemüse – gesund?

Im Mai 2007 fragte ein Reporter der ÄrzteZeitung einen der führenden deutschen Ernährungsforscher, was ihn denn an den Ergebnissen der gerade herausgekommenen Studie am meisten überrascht habe. Der Professor zögerte etwas. Dann antwortet er: Dass sich mit einem hohen Obst- und Gemüsekonsum das Krebsrisiko nicht reduzieren lässt, habe ihn schon sehr überrascht. »Um das richtig interpretieren zu können, werden wir noch einige Zeit brauchen.« (ÄrzteZeitung vom 9. Mai 2007)

Der Professor heißt Heiner Boeing. Er ist einer der Chefs an Deutschlands oberster Forschungsinstitution für Essen, Trinken und Gesundheit – dem Deutschen Institut für Ernährungsforschung in Potsdam. Die Studie, um die es ging, heißt EPIC (*European Prospective Investigation into Cancer and Nutrition, also Europäische vorausschauende Erforschung von Krebs und Ernährung*). Sie gehört zum Besten, Größten, Teuersten und Verlässlichsten, was weltweit bisher an Ernährungsstudien zustande gebracht worden ist. Seit 1992 werden hier Menschen über Jahre und Jahrzehnte begleitet und ihre Ernährungsgewohnheiten ebenso dokumentiert wie ihre Erkrankungen. Die Zahl der so untersuchten Studienteilnehmer liegt mittlerweile bei mehr als einer halben Million. Und je nachdem, welche statistische Auswertungsmethode die Forscher anwandten, kamen entweder gar keine oder nur winzige Hinweise darauf heraus, dass Obst und Gemüse vielleicht vor Krebs schützen. Unterschiede fanden sich eher zwischen Bevölkerungsgruppen und Ländern als zwischen Leuten, die mehr oder weniger Obst und Gemüse aßen. Man kann jetzt noch fragen, was mit all den früheren Studien ist. Die muss es ja wohl gegeben haben, und sie müssen doch zu dem Ergebnis gekommen sein, dass alle und jede Pflanzenkost immer gut ist. So seltsam es klingen mag, aber so viele solcher Studien gibt es gar nicht.

Die Experten korrigieren sich

Und die Studien, die tatsächlich Vorteile von Obst und Gemüse fanden, waren fehleranfällig. Denn anders als etwa die EPIC-Studie, die Menschen über lange Zeit begleitet und alles genau dokumentiert, beruhten viele von ihnen allein darauf, Kranke und Gesunde rückblickend zu befragen. Aber wenn man einen Krebskranken fragt, ob er während der Zeit, als der Tumor sich in ihm gebildet hat, eher viel oder wenig Obst und Gemüse gegessen hat, dann ist Folgendes wahrscheinlich: Weil er ja gelernt hat, dass Obst und Gemüse gut sind, antwortet er, dass er wohl eher weniger davon konsumiert hat (denn von irgendetwas muss er ja krank geworden sein). Die gesunden Befragten dagegen werden geneigt sein, mit ihrem »gesunden Lebensstil« zu prahlen und sich vielleicht an ein paar mehr Äpfel und Karotten erinnern, als es in Wirklichkeit waren. Voreingenommenheit, oder englisch »Bias«, nennen Wissenschaftler diesen Störfaktor, der schon unzählige teure Studien in den Papierkorb befördert hat.

Selbst die Experten des Welt-Krebsforschung-Fonds, der in seinem ersten großen Bericht 1997 noch von »überzeugenden Nachweisen« für den universellen Krebsschutz durch Pflanzenerzeugnisse sprach, sind inzwischen viel zurückhaltender geworden. Das alles bedeutet: Was seit Jahrzehnten als »gesunder Menschenverstand« gilt, nämlich, dass reichlich Obst und Gemüse ganz allgemein und egal, wie man sie mischt, vor Krebs schützen, ist falsch. Aber: Es gibt durchaus eine Menge Hinweise darauf, dass ganz bestimmte Pflanzen und Pflanzenstoffe krebshemmende Wirkungen haben könnten. Lycopin aus Tomaten etwa (gekocht, nicht roh) scheint tatsächlich das Risiko zu senken, an Prostatakrebs zu erkranken. Auch in verschiedenen Kohlsorten, in Kurkuma, oder in Heidel- und Himbeeren, gibt es Moleküle, die Krebszellen wahrscheinlich tatsächlich nicht »mögen«, wie es im Titel eines populären Buches zur Ernährung bei Krebs heißt.

Aber offenbar sind in Obst und Gemüse eben auch Stoffe enthalten, die die Entstehung und Ausbreitung von Krebs sogar fördern können. Denn irgendetwas muss ja dazu führen, dass in einer solch großen Studie die positiven Wirkungen von Substanzen wie dem Tomaten-Lycopin insgesamt und unter dem Strich wieder zunichtegemacht werden. Es spricht vieles dafür, dass der Schuldige für diese ausgleichende Ungerechtigkeit nicht irgendein kompliziertes, noch gar nicht erforschtes Bösewicht-Molekül ist, sondern der gute alte Zucker und seine nächsten Verwandten.

»Gesunde« Energie, Fruchtzucker und die Schwächen der Stärke

Damit wackelt auch der Mythos von den »guten«, energie- und mummliefernden Kohlenhydraten, die auf jeden Fall dem »bösen« Fett vorzuziehen sind.

Die »Deutsche Gesellschaft für Ernährung« (DGE) empfiehlt nach wie vor, mehr als die Hälfte der täglich benötigten Kalorien in Form von Kohlenhydraten zu sich zu nehmen. Kohlenhydrate, das sind etwa Kristallzucker, Traubenzucker, Fruchtzucker, Stärke. Enthalten sind sie reichlich in Brot, Nudeln, Kartoffeln, Müsli, Obst, Bier, Süßspeisen. Von ihnen allen bleibt, wenn sie im Darm verdaut sind, letztlich Traubenzucker und oft auch Fruchtzucker übrig.

Diese Zucker sind sicher effektive Energielieferanten. Dass sie auch gesunde Energielieferanten sind, daran haben inzwischen selbst jene Fachleute ihre Zweifel, die vor nicht allzu langer Zeit noch die Kohlenhydratlehre predigten. Vor allem gilt das in Bezug auf Krebspatienten. Noch vor ein paar Jahren empfahlen die Experten der Deutschen Krebshilfe noch ausschließlich, Patienten sollten sich nach den Vorgaben der DGE ernähren. Mittlerweile steht in den aktualisierten Ausgaben der »Blauen Ratgeber« der Krebshilfe unter »Metabolisch adaptierte Ernährung« für Patienten, die zusehends Gewicht und Substanz verlieren, das genaue Gegenteil: Eiweißreich soll die Kost sein, und nicht Zucker und Stärke sollen mehr als die Hälfte der Kalorien liefern, sondern Fett.

»Metabolisch adaptiert« bedeutet nichts anderes als »angepasst an den Stoffwechsel«. Stoffwechsel ist das, was im Körper und seinen Zellen an chemischen Reaktionen abläuft, um zum Beispiel Nahrungsstoffe umzuwandeln und zu verwerten. Und der Stoffwechsel von Krebspatienten und Krebsgeschwüren ist ein anderer als zum Beispiel der eines 22-jährigen

Radrennfahrers, der tatsächlich Kohlenhydrate braucht, um im Sprint Maximalleistungen bringen zu können. Der Radrennfahrer verbraucht den Zucker schnell in seinen Muskeln, im Gegensatz zum Patienten. Deren Muskeln nehmen weniger Zucker auf und können Fett besser als Energiequelle nutzen.

Und warum sollte man mit einer solchen Ernährung erst beginnen, wenn der Schaden sich bereits deutlich in Gewichts- und Kraftverlust bemerkbar macht? Solcher »Auszehrung« von Anfang an vorzubeugen ist deutlich sinnvoller.

Keine Angst vor Unterzuckerung

Den Zucker, den der Körper unbedingt braucht, stellt eine funktionstüchtige Leber ohne Probleme selbst her. Deshalb muss sich, wer kohlenhydratarm isst, normalerweise auch keine Sorgen machen, wegen schwerer Unterzuckerung umzukippen. Aber hierin liegt auch der Grund, warum die einfache Formel »Zucker weglassen = Krebs verhungert« leider nicht aufgeht. Es gibt auch ohne jede Kohlenhydrataufnahme Zucker im Blut – allerdings normalerweise zumindest in deutlich geringerer Konzentration, als sie sonst bei Krebspatienten meist gemessen wird.

Vorsicht ist aber für jeden Diabetiker geboten, der medikamentös behandelt wird. Auf jeden Fall muss bei einer Änderung der Ernährung der Blutzuckerspiegel überwacht und die Medikamentendosis neu eingestellt werden.

Wer sich kohlenhydratarm ernährt, muss auch keine Angst haben, auf die Vorteile des angeblich »gesunden« Fruchtzuckers verzichten zu müssen. Denn er bietet schlicht keine Vorteile. Auch er ist alles andere als gesund. Er treibt zum Beispiel die Werte jener wenigen Fettvarianten in die Höhe, die wirklich ungünstig sind und führt zur Verfettung der Leber, was auch ungesund ist.

Kapitel 3

Einmal im Kreise – eine kurze Geschichte der Krebsforschung

Die älteste erhaltene Beschreibung von Tumoren findet sich auf einer 3.500 Jahre alten Papyrusrolle aus dem alten Ägypten. Auch die berühmten Ärzte des griechischen und römischen Altertums beschreiben verschiedene Arten der Krankheit. 1.500 Jahre später versucht der Schweizer Arzt Paracelsus die allerersten Chemotherapien. Er verordnet Krebspatienten zum Beispiel Arsen oder Quecksilber. Im 18. und 19. Jahrhundert beginnen Chirurgen in Frankreich und England, Frauen mit Brustkrebs zu operieren. Das ist extrem schmerzhaft ohne echte Narkose und auch sehr unhygienisch. Manche sterben danach nicht an Krebs, sondern an Infektionen.

Die »moderne Krebsforschung« begann vielleicht irgendwann an einem Tag im Jahr 1884 oder 1885, als einem Medizinstudenten in Wien etwas auffiel. Ernst Freund machte Bluttests bei Krebspatienten und fand heraus, dass jeder der insgesamt 70 Erkrankten »abnorme« hohe Blutzuckerwerte hatte. Freund stellte auch fest, dass, nachdem der Tumor entfernt wurde, sich die Blutzuckerwerte normalisierten. Erst viel später stellte sich heraus, warum Krebspatienten hohe Zuckerwerte haben: Die Tumoren beeinflussen den Stoffwechsel der Patienten so, dass ihnen selbst viel Zucker zur Verfügung steht. Warum war Freunds Methode »modern«? Einerseits nutzte er moderne biochemische Methoden. Die erlaubten es ihm, nicht nur zu beobachten, sondern wirklich etwas zu messen. Andererseits versuchte er, mit einer großen Zahl Patienten abzusichern, dass seine Messungen kein Zufall oder Sonderfall waren. Er wollte sich also vergewissern, dass er wirklich etwas gefunden hatte, was auf die Krankheit Krebs allgemein zutrifft. Und 70 von 70, ein solches Ergebnis würde auch der kritischste Statistiker der Gegenwart noch als »hoch signifikant« – also extrem eindeutig und klar einstufen.

Butter für Patienten

Seltsamerweise interessierte sich offenbar niemand so recht für Freunds Forschungsergebnis. Erst Jahrzehnte später, es ist jetzt etwa 90 Jahre her, ging Alexander Braunstein an der Universität Berlin der Verbindung zwischen Zucker und Krebs ein wenig mehr auf den Grund. Er beobachtete im Labor an frisch bei Operationen entfernten gutartigen und bösartigen Tumoren, dass die bösartigen viel Zucker verbrauchten, die gutartigen aber sehr wenig. Das bedeutete, dass Tumoren die Nutznießer von hohen Zuckerwerten im Körper sind.

Man könnte mit dem, was in Forschung und Therapie folgte, ganze Bücher füllen. Wer an einem etwas umfangreicheren Überblick interessiert ist, kann es in unserem Buch »Krebszellen lieben Zucker – Patienten brauchen Fett« nachlesen. Hier wollen wir uns auf das Allerwesentlichste beschränken: Es stellte sich bald heraus, dass

- Krebszellen, je bösartiger sie sind, ihren Energiebedarf zunehmend durch die Vergärung von Blutzucker decken,
- Krebszellen, anders als andere Zellen, keinen Sauerstoff brauchen, um zu wachsen, und dass sie Sauerstoff, selbst wenn er zur Verfügung steht, häufig trotzdem nicht nutzen,
- Krebszellen sich genau dadurch von den allermeisten normalen Körperzellen unterscheiden,
- bei der Vergärung Milchsäure entsteht, die das Gewebe ansäuert und damit immer krebsanfälliger macht.

Der bedeutendste Wissenschaftler auf diesem Gebiet war Otto Warburg vom Kaiser-Wilhelm-Institut für Biologie in Berlin-Dahlem. Er wurde für seine Krebsforschung oft für den Nobelpreis vorgeschlagen, bekam ihn aber letztlich für seine Studien zur normalen Zellatmung.

Auch darüber, ob und wie man den Zuckerhunger von Tumoren vielleicht für Therapien nutzen könnte, machten sich Warburg und andere Forscher Gedanken. Der schon erwähnte Ernst Freund etwa versuchte, Krebspatienten auf eine Diät zu setzen, die viel Fett (etwa in Form von Extraportionen Butter), aber wenig Kohlenhydrate enthielt. Leider ist nichts dazu überliefert, ob und welche Erfolge es dabei gab. Nur eines ist durch einen Aufsatz Freunds dokumentiert: Es war offenbar sehr schwer, Patienten dazu zu bringen, sich an die Diät zu halten.

Warum wurde diese Forschung nicht mit voller Kraft weiter betrieben? Hatten Warburg, Freund und all die anderen Unrecht? Definitiv nein. Ihre Belege waren so klar und eindeutig wie jene 70 von 70 aus Freunds erster Studie. Aber vielleicht waren ihre Ergebnisse zwar interessant, aber für Vorbeugung, Therapie oder Maßnahmen, die Therapien begleiten könnten, schlicht unbedeutend, unbrauchbar?

Pyrrhussieg der Genforschung

Dieser Meinung waren lange Zeit viele. Spätestens nachdem in den 1970er-Jahren die ersten Mutationen, die im Zusammenhang mit Krebserkrankungen zu stehen schienen, entdeckt wurden, ging es in der Forschung fast nur noch um die Gene. Euphorisch machten sich Wissenschaftler daran, nach Krebsgenen zu suchen, um gegen sie dann mit speziellen Therapien vorgehen zu können. Was sie fanden, waren Unmengen an Erbanlagen, die mit Krebs im Zusammenhang standen. Aber das führte nur zu ganz wenigen wirksamen Therapien: Nur dann, wenn eine bestimmte Tumorart von einem einzigen bestimmten Krebsgen abhängt, kann man gezielt an dieser Stelle eingreifen. Die so entwickelten Therapien sind bislang einerseits extrem teuer. Und andererseits wirken sie auch leider meist nur für einen begrenzten Zeitraum, bis die Krebszellen durch neue Mutationen unempfindlich gegen diese Therapien werden. Bei den allermeisten Krebsarten sind aber zahlreiche Gene mutiert. Ein einzelnes davon auszuschalten ist ungefähr so wirksam wie in einem komplett untertunnelten Garten eine einzelne Wühlmaus zu fangen.

Tatsächlich zielen Krebstherapien seit mehr als einem halben Jahrhundert und bis heute deshalb weniger auf spezielle Eigenschaften spezieller Tumoren. Im Gegenteil, sie zielen auf eine ganz allgemeine und gemeinsame Eigenschaft: Tumorzellen teilen sich oft und schnell. Deshalb verpasst man ihnen Gifte und Strahlendosen, die genau bei der Teilung das Erbgut schädigen und damit tödlich wirken sollen. Doch auch anderswo im Organismus – zum Beispiel im Darm, im Immunsystem oder in den Haarwurzeln – müssen sich ständig Zellen teilen. Auch sie bekommen die volle Wirkung von Gift und Strahlen ab. Und auch die, die sich nicht schnell teilen, werden oft noch genügend geschädigt.

Aber könnte man nicht Therapien entwickeln, die den Stoffwechsel der Krebszellen, ihre Säureproduktion, ihre Vorliebe für Zucker zum Ziel haben? Tatsächlich gibt es in den vergangenen Jahren – nach Jahrzehnten, in denen diese Möglichkeit komplett ignoriert wurde – einen sprunghaften Anstieg der Forschung auf diesem Gebiet. Ein paar solcher Therapieverfahren werden bereits getestet.

Damit hat sich die Krebsforschung in 130 Jahren einmal im Kreise gedreht. Bislang gibt es aber noch keine speziellen neuen Medikamente, die von den Arzneimittelbehörden für die Krebstherapie zugelassen sind.

Man kann aber als Patient durchaus etwas tun, das genau auf diesen 130 Jahre alten Erkenntnissen aufbaut. Man kann sich gezielt ernähren. Eine ketogene Ernährung ist genau zugeschnitten auf die Stoffwechsel- und Nahrungsbedürfnis-Unterschiede zwischen Krebszellen und gesunden Zellen.

Kapitel 4

So aßen die Vorfahren

Wer sich ketogen ernährt – viel Fett, reichlich Protein, wenig Zucker und Stärke – begibt sich nicht in die Hände von Diät-Gurus, die eine ganz neue und damit eben auch nicht über längere Zeit erprobte Ernährung propagieren. Er oder sie isst dann vielmehr im Grunde das, was die eigenen Vorfahren jahrzehntausendelang gegessen haben.

Die längste Zeit der Menschheitsgeschichte, und in den meisten Gruppen unserer Vorfahren, gab es überhaupt keine Möglichkeit, regelmäßig oder gar täglich große Mengen von zucker- oder stärkehaltigen Nahrungsmitteln zu sich zu nehmen. Es gab keine Schokoriegel, noch nicht einmal Getreide. Und Kartoffeln gab es zumindest in Afrika, Europa, Australien und Asien schon gar nicht. Wilde Pflanzen enthielten viel weniger Zucker und Stärke als unsere landwirtschaftlichen Produkte heute. Auch wilde Nüsse enthalten deutlich mehr Fett als alles andere. Und was die Jäger, Fischer und Sammler vor allem aßen, war Gejagtes und Gefischtes. Es lieferte Energie und Lebensbausteine in Form von Fett und Eiweiß.

Evolution mit Fett

Es lieferte übrigens auch die Energie und die Bausteine, durch die der Mensch überhaupt erst zum Menschen wurde, denn ohne hätte sich das große, leistungsfähige menschliche Gehirn (das zu deutlich mehr als der Hälfte aus Fett besteht) wohl nie entwickelt.

Es ist nachvollziehbar und anerkennenswert, wenn sich jemand aus ethischen oder moralischen Gründen, oder um die Ressourcen der Erde zu schützen, dagegen entscheidet, Tiere zu essen. Und man kann eine ketogene Diät auch dann machen, wenn man vegetarisch leben will. Aber egal, welche Einstellung man als denkender und fühlender Mensch des 21. Jahrhunderts zum Essen von Tieren hat: Sicher ist, dass unzählige Generationen der Vorfahren des heutigen Menschen sich die meiste Zeit des Jahres kohlenhydratarm und oft fleisch- und fischreich ernährt haben. Der menschliche Organismus ist noch heute an diese Art Ernährung hervorragend angepasst. Es gibt noch heute traditionell lebende Menschengruppen, die auf diese Weise gesund mit fettem Essen leben.

Schon vor etwa 100 Jahren fiel das Forschern auf. Sie beobachteten etwa die Inuit, die meist fettes Fleisch und fetten Fisch aßen. Bei ihnen waren damals sowohl Krebs als auch Herz-Kreislauf-Leiden fast unbekannt.

Auch Arktisforscher mussten damals notgedrungen während ihrer langen Aufenthalte im Norden ihre brot- und kartoffelreiche Kost gegen jene schon damals als ungesund geltende Ernährung der Inuit eintauschen. Von überraschten Spitzenmedizinern bekamen sie danach einen »gesundheitlichen Bestzustand« attestiert.

Oder Bewohner von Tokelau in Polynesien, deren Kalorien zu fast drei Vierteln aus der fetten Kokosnuss stammten – der Rest war Fisch und Brotfrucht. Sie waren meist rundum gesund, bis sie begannen, das zu essen, was die Versorgungsschiffe mitbrachten: Kekse, Mehlprodukte, Zucker, Konserven und Ähnliches. All das sorgte innerhalb weniger Jahre dafür, dass sich bis dahin dort praktisch unbekannte Leiden wie Gicht, Diabetes, Herzkrankheiten und Krebs breit machten.

Kaum Kohlenhydrate

Oft wird von Kritikern vorgebracht, all diese vermeintlich gesunden Fettesser seien nur deshalb nicht krank gewesen, weil sie gar nicht alt genug wurden. Aus einer solchen Sichtweise spricht nicht nur eine gehörige Portion westlicher Überheblichkeit gegenüber jenen vermeintlich »Wilden« oder weniger »Entwickelten«, die ja ohnehin eher früher als später von wilden Tieren oder tropischen Krankheiten dahingerafft werden. Sie ist auch in den Fällen, in denen es möglich war, das zu überprüfen, widerlegt. Das beste Beispiel hierfür sind nordamerikanische Ureinwohner. Vor über 100 Jahren wurden diese medizinisch in ihren Reservaten zwar wohl nicht besser behandelt, aber besser und flächendeckender überwacht als der Rest der US-Bevölkerung. Sie galten schließlich als Schutzbefohlene. Forscher von der Columbia University fanden bei ihnen fast überhaupt keine Krebsfälle. Sie stellten aber fest, dass der Anteil alter Leute sogar deutlich höher lag als bei Einwanderern aus Europa und deren Nachfahren.

Die Essgewohnheiten bei diesen Menschengruppen waren und sind insgesamt extrem unterschiedlich. Manche lebten und leben auch hauptsächlich von pflanzlicher Kost, allerdings (siehe Kokosnuss) oft mit recht hohem Fettanteil. Fast drei Viertel der ursprünglich lebenden Gesellschaften decken mehr als die Hälfte ihres täglichen Nahrungsbedarfs aus tierischen Quellen. Bei nur 14 Prozent solcher Gesellschaften kommt mehr als die Hälfte ihrer Nahrung aus Kohlenhydraten. Zudem müssen Leute, die in und von der Natur leben, sich meist ziemlich viel bewegen, um ihre Ernährung sicherzustellen. Und Bewegung (siehe Kapitel 10) bewirkt im Körper sehr ähnliche Prozesse wie eine fettreiche Ernährung.

Weltweit gibt es inzwischen eine wahre »Bewegung« von Leuten, die, auch ohne an Krebs erkrankt zu sein, nach einer sogenannten Paläo- oder Steinzeit-Diät leben. Sie tun dies, weil sie sich damit fitter fühlen, aber auch, um damit Zivilisationskrankheiten vorzubeugen – neben Krebs auch Herz-Kreislauf-Leiden, Autoimmunerkrankungen, Allergien, ja sogar psychischen Störungen.

Obgleich uns Ernährungsgurus und Fitnesspäpstinnen jahrzehntelang vor all dem bösen Fett gewarnt haben, muss man also auch als der Steinzeit nun einmal entwachsener Mensch nicht um seine Gesundheit fürchten, wenn man die Öle und Fette der ketogenen Diät zu sich nimmt.

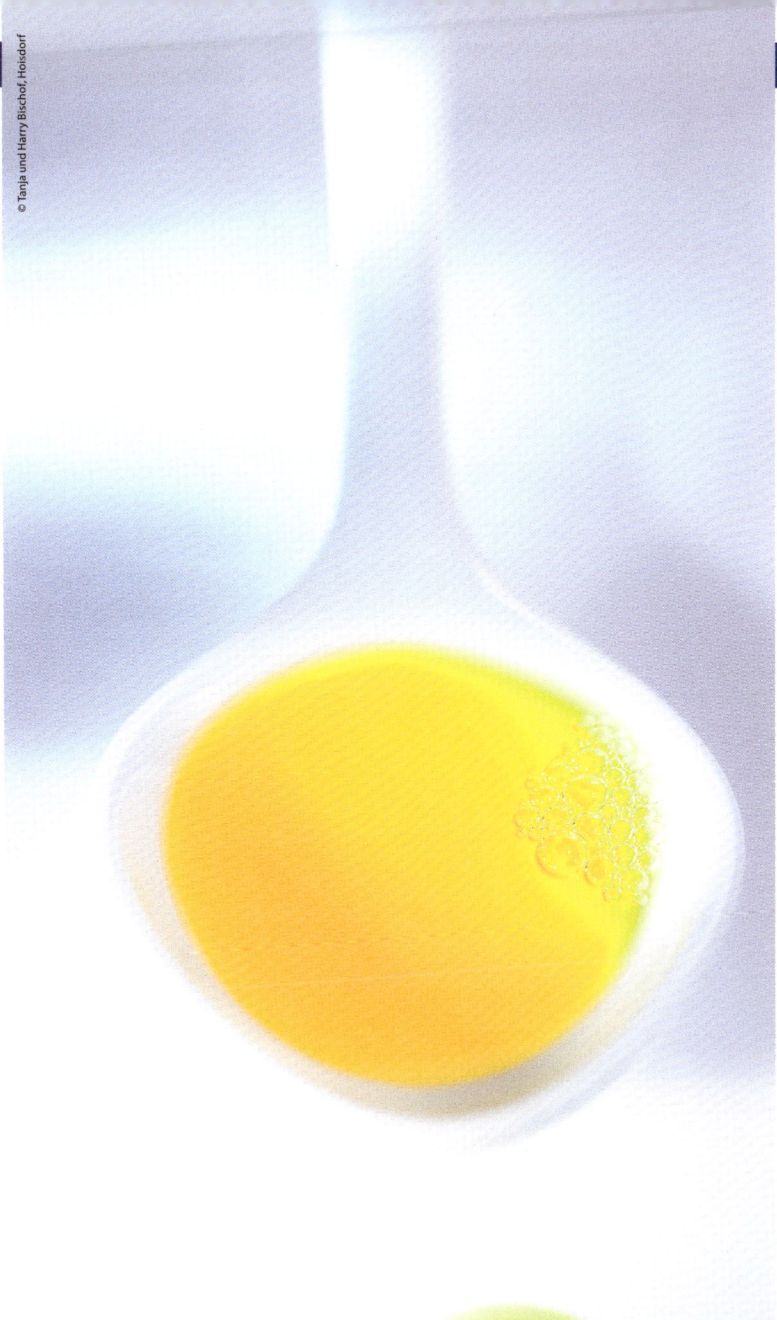

Kapitel 5

Gene – oder Umwelt und Ernährung? Schicksal – oder Chance und Hoffnung?

Eine menschliche Zelle lebt im Ökosystem Mensch. Wie sie sich verhält – ob sie friedlich ihren Aufgaben nachgeht oder verrückt spielt, dafür ist sowohl die Aktivität ihrer Gene verantwortlich als auch ihre Umwelt. Manchmal kann dann auch die genetisch frömmste Zelle nicht in Frieden leben. Und manchmal kann eine Zelle mit den allergefährlichsten Erbanlagen ein völlig unauffälliges Dasein fristen. Und warum sollten Zellen, die bereits auf Abwege geraten sind, sich unkontrolliert teilen, sogar schon einen Tumor gebildet haben, nicht auch wieder etwas normaler und friedlicher werden können, wenn ihre Umwelt wieder entsprechend auf sie einwirkt?

»Es ist allgemein akzeptiert, dass Krebs eine unumkehrbare tödliche Krankheit ist, die sich aufgrund einer Ansammlung von Genmutationen […] entwickelt. Wenn Krebs von unumkehrbaren genetischen Veränderungen verursacht wird, dann müssen die Krebszellen abgetötet oder chirurgisch entfernt werden, um den Tod abzuwenden; diese Perspektive rechtfertigt auch den Gebrauch von giftigen Therapien, die Patienten schwer krank machen […]. Aber wenn Krebs ein umkehrbarer Prozess ist, dann wird sich das gesamte Krebsparadigma ändern. Das ist eine höchst provokative Idee.«

Dieses Zitat stammt nicht von irgendeinem Alternativ-Guru, sondern von Donald Ingber, einem Professor an der medizinischen Fakultät der Harvard Universität in Boston. Was ihn zu jener »höchst provokativen Idee« bringt, ist ein höchst ausführlicher Blick in die Forschung. Die hat eine Menge Ergebnisse hervorgebracht, die mit dem althergebrachten Bild von Krebs als unumkehrbarer Krankheit gar nicht übereinstimmen. Es gibt Studien, in denen sich genetisch ganz normale Zellen unter bestimmten Einflüssen zu tumorartigen Gebilden wandeln. Wenn man diese Einflüsse dann aber gezielt ändert, werden sie plötzlich wieder normal. Dazu kommt noch eine seit Langem bekannte Tatsache. Bei Unfalltoten werden bei der Obduktion meist eine ganze Reihe kleiner Tumoren gefunden. Hätten diese dann eben später Krebs bekommen? Wenn das stimmen würde, müsste die Krebsrate in der Bevölkerung viel, viel höher sein. Tatsächlich scheint aber nur ein Bruchteil jener in vielen jüngeren Menschen bereits vorhandenen versteckten Tumoren später irgendwelche Probleme zu machen. Also: Man kann Tumoren haben, aber völlig gesund sein und bleiben.

Es gibt auch Forschungsergebnisse mit hochaggressiven Tumorzellen, die ohne aggressive Behandlung aufhören, hochaggressive Tumorzellen zu sein: Wenn sie in Kontakt etwa mit Embryozellen von Hühnern kommen, ist es mit ihrer unkontrollierten Teilung sofort vorbei. Sie fügen sich sogar, das berichteten Forscher aus Chicago 2007, komplett in ihre neue Umgebung ein und beteiligen sich an der Entwicklung eines ganz normalen, gesunden Kükens. Und spritzt man Hühnern ein als Krebsauslöser bekanntes Virus, entstehen Tumoren meist nur an der Stelle, wo die Spritze gesetzt wurde. Der Tumor kann also hier nur in einer durch die Verletzung veränderten, gestörten »Umwelt« Fuß fassen. Das geschieht, obwohl das Virus sich im ganzen Körper verbreitet. Es müssen hier also genetische und Umweltfaktoren zusammenkommen, damit ein Tumor entsteht.

Umweltschutz im Körper

Was sind die »Umweltfaktoren« im Organ, die Zellen helfen, ihr Krebspotenzial auszuleben? Und was sind die Faktoren, die sie davon abhalten? Es sind Signalstoffe, die Zellwachstum, Entzündungen und andere Prozesse beeinflussen können. Es sind aber auch ganz krude Umweltfaktoren, denen Zellen ausgesetzt sind, etwa der Säuregrad ihrer direkten Umgebung. Es sind Prozesse, die sogar direkte Wirkungen auf das Erbgut der Zellen haben können: etwa darauf, ob eine bestimmte Mutation sich stark bemerkbar macht oder nicht. Es sind, und das ist hier das Wichtige, Prozesse, auf die man als Patient aktiv Einfluss nehmen kann. Es sind Prozesse, die man mit einer ketogenen Ernährung – am besten kombiniert mit körperlicher Aktivität – positiv beeinflussen kann.

Jede menschliche Zelle enthält den kompletten Satz von Erbinformationen. Selbst ohne jede krankhafte Mutation würde aber in uns komplettes, ja tödliches Chaos herrschen, wenn all diese Gene auch in allen Zellen ständig »aktiv« wären. Denn keine Zelle kann gleichzeitig Herz, Hirn, Leber, Lunge, Muskel und Milz sein. Doch alle höheren Lebewesen, und damit auch Menschen, sind komplexe Organismen. In ihnen übernehmen unterschiedliche Organe und Gewebe unterschiedliche Funktionen. Und das hat zwei Gründe: angeschaltete und abgeschaltete Gene. Und welche abgeschaltet sind (also nichts tun) ist mindestens genauso wichtig wie, welche angeschaltet (also aktiv) sind.

Abhängig ist das auch von der Ernährung und der Lebensweise. Es sind einerseits die Gene selbst und andererseits die Umwelt, die die Aktivität von Genen bestimmen. Und während man als Normalsterblicher an den Genen selbst nichts machen kann, kann man die Umweltbedingungen der Gene durchaus beeinflussen. Das geht vor allem über die Ernährung, aber auch über körperliche Aktivität, Schlaf, die Psyche etc. Das ist keine wilde These. Es gibt mittlerweile ein ganzes Forschungsfeld, das sich Epigenetik nennt. Es beschäftigt sich unter anderem mit diesen äußeren Einflüssen auf die Aktivität von Erbanlagen. Es gibt inzwischen eine ganze Menge wissenschaftlich gesicherter Informationen dazu, wie die Ernährung kurz- und langfristig das An- oder Abschalten von Genen steuern kann.

Auch Krebszellen sind im Grunde nicht deshalb gefährlich, weil sie bestimmte Mutationen haben. Sie sind gefährlich, weil in ihnen bestimmte mutierte, aber auch nicht mutierte Gene angeschaltet, aktiviert sind (und manche, normalerweise schützende Gene, sind auch abgeschaltet). Ein Beispiel sind die Erbanlagen für die Zuckeraufnahme und Zuckervergärung. Werden diese Gene »hoch gefahren«, dann entsteht – so sieht es etwa Clarissa Gerhäuser vom Deutschen Krebsforschungszentrum in Heidelberg – ein sich selbst verstärkendes System: Der Stoffwechsel verändert sich so, dass die Zellen reichlich Zucker aufnehmen. Gleichzeitig sorgt der veränderte Stoffwechsel aber auch dafür, dass Gene für den Zuckerstoffwechsel immer aktiver werden.

Ein Tumor nimmt auch dadurch, dass er in jenem Gärungsprozess Milchsäure produziert, selbst Einfluss auf seine Umwelt. Er säuert das ihn umgebende Gewebe an. Damit schafft er für sich genau die Umweltbedingungen, die er braucht, um weiter ins Gewebe wachsen zu können. Auch die Fähigkeit zu »streuen«, also Metastasen zu bilden, wird durch diese Ansäuerung gefördert.

Es soll hier nicht der Eindruck entstehen, dass es ganz simpel wäre, die Krebsgene dauerhaft und vollständig »abzustellen«. Aber es gibt eine ganze Reihe Möglichkeiten, sie wirksam zu beeinflussen. Bestimmte Inhaltsstoffe von Pflanzen (etwa aus grünem Tee, Brokkoli oder Kurkuma-Gewürz) können im Labor zum Beispiel die Zuckeraufnahme von Tumoren bremsen. Sie tun das, indem sie deren Genaktivität verändern. Allerdings – und das sollten eigentlich auch jene Gurus zugeben, die solche Lebensmittel gegen Krebs empfehlen: Wie gut das auch im lebenden Menschen funktioniert, das weiß leider bislang niemand. Ein Problem bei den meisten Substanzen ist die geringe Konzentration, die im Körper erreicht werden kann. Bekannt in diesem Zusammenhang ist das antientzündliche und gegen Krebszellen wirksame Resveratrol, das unter anderem in Rotwein vorkommt. Man müsste, um die wirksamen Konzentrationen zu erreichen, möglicherweise so viel Rotwein trinken, dass man vorher an Alkoholvergiftung sterben oder platzen würde. Es gibt aber auch andere Probleme, beispielsweise generelle Schwierigkeiten bei der Aufnahme in den Körper, wie etwa bei Curcumin, das sich im Currygewürz findet.

Ganz anders sieht die Situation bei den Ketonen aus. Exakt mit den Konzentrationen, die man bei einer ketogenen Diät im Blut erreicht, sind im Tierversuch Effekte auf die Aktivität des Erbguts beobachtet worden. Die veränderte Genaktivität führt zu einer Hemmung von Entzündungen und fördert die Zellatmung (siehe Kapitel 12). Beides wirkt dem normalen Krebsgeschehen entgegen.

Ein intaktes Ökosystem in der Natur kommt viel besser mit einer plötzlichen Überschwemmung oder einer Schädlingsplage klar als eines, das schon gestört und aus dem Gleichgewicht ist. Für ein intaktes »Ökosystem Körper« gilt das Gleiche. Es kann auf Störungen durch Krankheit viel besser reagieren. Mit der richtigen Ernährung kann man das Ökosystem Körper so beeinflussen, dass es so gut wie nur irgend möglich auf die Krankheit, auf den Tumor, reagieren kann.

Kapitel 6

Gegen Zucker und zu viel Insulin

Bei vielen Krebsarten sind die Fortschritte in der Therapie bislang sehr klein geblieben. Aber natürlich darf man hoffen, dass sich auch hier in Zukunft etwas tun wird. Einige der jüngeren Forschungsergebnisse sind durchaus ermutigend. Einerseits werden die unterschiedlichen genetischen Gründe unterschiedlicher Krebsarten immer besser verstanden. Andererseits haben sich Forscher in den letzten Jahren immer intensiver dem, was die Grundlage dieses Buches ist – dem Stoffwechsel von Tumorzellen – zugewandt. Gerade hier werden derzeit einige sogenannte »gezielte« Therapien entwickelt. Selbst einige seit Langem für andere Zwecke eingesetzte Medikamente scheinen sich zu eignen, etwa das Diabetesmittel Metformin.

Aber zu den derzeit erforschten neuen Mitteln muss man realistischerweise eines sagen: Es wird noch sehr lange dauern, bis solche neuen gezielten Therapien für viele Krebsarten zur Verfügung stehen werden, denn sie müssen sehr kostenintensiv und langwierig getestet werden.

Patienten, die heute Krebs haben, zu sagen, dass es wahrscheinlich noch 10 oder 20 Jahre dauern wird, bis aus der heutigen Grundlagenforschung ein zugelassenes Medikament geworden ist, wäre aber zynisch. Das klänge dann wie: Tut uns leid, Sie sind ein paar Jahre zu früh krank geworden. Es wäre umso zynischer, weil es bereits Möglichkeiten gibt, jene Eigenheiten von Tumorzellen, die sie von gesundem Gewebe unterscheiden, auszunutzen. Es ist möglich, die Bedingungen im Körper so zu beeinflussen, dass die gesunden Teile des Körpers gezielt gestärkt, Krebszellen dagegen aber nicht unterstützt, sondern im Idealfall sogar gehemmt werden. Die ketogene Ernährung ist die beste und am besten umsetzbare Möglichkeit. Soweit

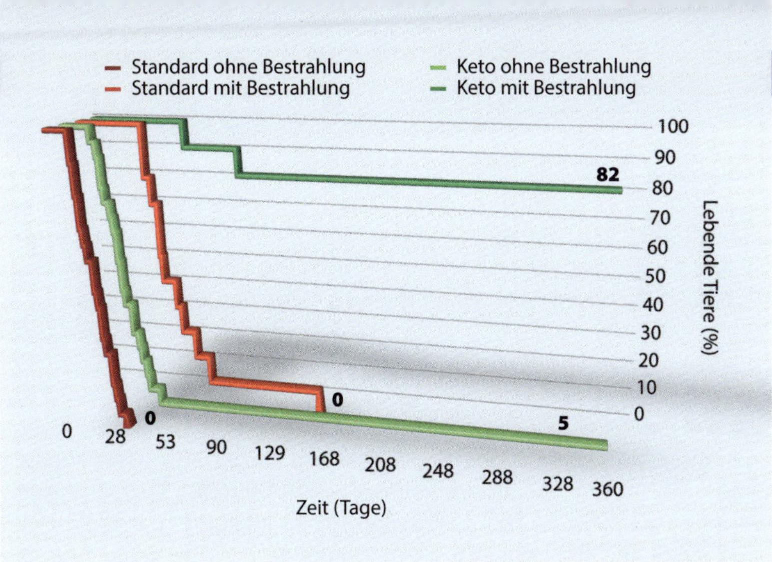

Abbildung 1: Fettreiche Ernährung verbessert das Ergebnis einer Strahlenbehandlung bei krebskranken Mäusen. Schon ohne Behandlung leben ketogen ernährte Tiere länger als Tiere, die Standardfutter fressen. Die Strahlenbehandlung verlängert das Leben der Mäuse. Alle mit Standardfutter versorgten, behandelten Tiere sterben später als unbehandelte Tiere. Bekommen die bestrahlten Mäuse ketogenes Futter, überlebt dagegen die Mehrheit: Ein Tier starb nach etwa 50 Tagen, ein weiteres nach knapp 90 Tagen. Die restlichen 9 Tiere wurden komplett tumorfrei.
Daten aus Abdelwahab et al. (2012) PLoS ONE 7(5):e36197.

bekannt, funktioniert das ohne wesentliche Nebenwirkungen. Es ist auch nicht teuer, sondern mit normalen Lebensmitteln machbar.

Gerade parallel zu klassischen Krebstherapien oder zwischen einzelnen Therapiezyklen kann man die Vorteile der ketogenen Ernährung nutzen. Tatsächlich häufen sich die Hinweise, dass sie die Wirkung von Chemo- oder Strahlentherapie verstärken und deren Nebenwirkungen abmildern kann.

So sind in einer bemerkenswerten Studie Mäusen Hirntumore implantiert worden. Mit einer normalen Ernährung wuchsen die Tumoren stärker, und die Tiere starben früher als mit einer ketogenen Ernährung. Eine Bestrahlung, wie sie üblicherweise bei Menschen mit diesen Hirntumoren durchgeführt wird, bewirkte nur eine Verzögerung des Wachstums bei den normal ernährten Tieren. Eine Bestrahlung bei ketogen ernährten Tieren führte jedoch bei neun von elf Tieren zu einer kompletten Rückbildung der Tumoren. Die Tiere überlebten ihre Krankheit.

Nun sind Mäuse keine Menschen, die Effekte einer derartigen Kombination müssen bei Menschen erst noch untersucht werden. In Frankfurt findet zurzeit die Studie Ergo2 statt, bei der Patienten mit Hirntumoren sich während einer Strahlentherapie entweder ketogen ernähren oder vorübergehend fasten. Wann hier Ergebnisse vorliegen werden, ist nicht klar. Schon heute ist es aber für jeden Patienten wichtig, diese Option zu kennen und sie richtig und realistisch einschätzen zu können. Dann kann jeder für sich in Absprache mit den behandelnden Ärzten die Entscheidung treffen, ob er oder sie es damit zusätzlich zur klassischen Therapie versuchen will oder nicht.

Viel Zucker im Blut, erhöhtes Krebsrisiko

Was sind die wissenschaftlichen Erkenntnisse, die zeigen, wie eine ketogene Ernährung die Bedingungen, die Tumoren brauchen, für den Patienten günstig beeinflussen kann? Wir können hier nur ein paar der wichtigsten erwähnen. Und wir wollen niemanden mit Fachbegriffen, komplizierten Labormethoden und allzu viel einerseits-andererseits überlasten. Aber dieses Buch empfiehlt etwas, was vielen noch immer seltsam vorkommen wird. Deshalb ist es nicht nur wichtig, die wissenschaftlichen Grundlagen zumindest kurz darzustellen. Es ist auch gegenüber jedem, der krank ist und auf der Suche nach etwas, das ihm oder ihr hilft – und nicht schadet – nur fair.

Große Studien zeigen ziemlich eindeutig, dass erhöhte Blutzuckerwerte mit einem größeren Krebsrisiko einhergehen. Auch Diabetiker bekommen häufiger Krebs als der Durchschnitt, vor allem, wenn ihr Blutzucker lange nicht richtig eingestellt ist. Krebspatienten haben sehr oft erhöhte Zuckerwerte. Und wie hoch der Zuckerwert ist, steht klar im Zusammenhang mit der verbleibenden Lebenserwartung. Krebszellen wachsen bei Zuckerwerten, wie sie für Diabetiker typisch sind, schneller. Sie sind dann auch beweglicher, können also leichter Metastasen bilden. Hohe Zuckermengen im Blut begünstigen außerdem die Produktion von Hormonen, die Krebszellen zur Teilung anregen. Und außerdem hilft Zucker in großen Mengen dabei, dass Tumoren sich mehr und mehr auf Gärung umstellen können und damit aggressiver werden. Es ist also sinnvoll, die Blutzuckerwerte zu senken. Eine ketogene Diät kann dazu beitragen.

Es geht aber nur darum, die Zuckerwerte auf ein gesundes, normales, aber möglichst niedriges Maß zu senken. Man kann sie nicht auf null herunterfahren, dann würden wir sterben. Denn beispielsweise die roten Blutkörperchen brauchen Zucker.

Schlüsselstoff Insulin

Blutzucker und Insulin gehören zusammen. Insulin ist vielleicht das bekannteste Hormon überhaupt. Es wird nach einer kohlenhydratreichen Mahlzeit von der Bauchspeicheldrüse ausgeschüttet. Es hilft dann den Körperzellen, den vielen plötzlich verfügbaren Zucker schnell aufzunehmen. Das ist sinnvoll, denn es ernährt die Zellen und senkt schnell wieder den Blutzuckerwert, denn ein hoher ist nicht gesund.

Typisch für Krebs sind nicht nur erhöhte Zucker-, sondern auch oft erhöhte Insulinwerte. Das ist aus mehreren Gründen nicht gut: Insulin in Daueraktion stößt krebsfördernde Prozesse an und hält sie am laufen. Zum Beispiel führt es dazu, dass Hormone und Wachstumsfaktoren gebildet werden, die die Krebszellen brauchen, um sich teilen und wachsen zu können. Zudem kann Insulin auch selbst direkt wie ein Wachstumsfaktor wirken.

Dauerhaft erhöhte Insulinwerte treten dann auf, wenn normale Körperzellen das Insulinsignal, das besagt »Zucker aufnehmen!«, immer weniger umsetzen können. Sie werden »insulinresistent«, der Zucker bleibt länger erhöht. Krebszellen dagegen brauchen das Insulinsignal gar nicht. Sie können den Zucker weiterhin aus dem Blut holen und damit ihre Gärung betreiben. Es ist also nur logisch, dass man als Krebspatient versuchen sollte, sein Insulin in den Griff zu bekommen. Tatsächlich wird bereits mit Medikamenten experimentiert, die genau darauf abzielen. Es gibt aber schon eine Methode, die jedem zur Verfügung steht, die ketogene Diät. Sie senkt insgesamt den Insulinspiegel und verhindert auch die sogenannten »Insulinspitzen« nach einer Mahlzeit.

Nieder mit der Entzündung

Einer der Umweltfaktoren im »Ökosystem Körper« (siehe Kapitel 5), welche die Entstehung und Ausbreitung von Tumoren fördern, heißt Entzündung. Während kurzfristige Entzündungen sehr sinnvoll in der Bekämpfung von Krankheitserregern sind, sind lang anhaltende, chronische Entzündungsprozesse fast immer ungesund. Hohe Zuckerwerte fördern Entzündungen. Und Krebszellen stellen selbst Stoffe her, die in ihrer Umgebung Entzündungen auslösen. Eine ketogene Ernährung aber wirkt antientzündlich: Schon allein die niedrigen Zuckerwerte bedeuten weniger Entzündungsreaktionen. Dazu kommen die direkten Effekte der Ketonkörper. Sie hemmen wie Medikamente speziell entzündliche Prozesse, indem sie das Erbgut beeinflussen (siehe Kapitel 12).

Kapitel 7

Das Gesunde stärken

Ketogene Ernährung kann Prozesse und Stoffkonzentrationen, die dem Tumor helfen, etwa Wachstumsvorgänge, Zucker und Insulin, im Sinne des Patienten beeinflussen. Sie kann also etwas *gegen* die Krankheit bewirken. Mindestens ebenso wichtig ist es aber, etwas *für* die Gesundheit, *für* die gesunden Teile des Körpers zu tun. So ist es möglich, das Kräfteverhältnis zugunsten der gesunden Teile des Körpers zu verschieben, den Körper und seine Kräfte wieder zu stärken. Auch das wirkt insgesamt natürlich *gegen* die Krankheit.

Die große Mehrzahl der Menschen, die an Krebs sterben, sterben nicht direkt an ihrem ursprünglich diagnostizierten Tumor. Sie sterben aufgrund eher indirekter Wirkungen der Krankheit oder an den Auswirkungen von Metastasen. Dass der Körper bei vielen fortschreitenden Krebserkrankungen immer schwächer wird, liegt vor allem an einem: Der Tumor übernimmt das Kommando über den Stoffwechsel. Er beeinflusst das ganze System so, dass er selbst wachsen kann, dem Rest aber immer mehr die Energie und die Substanz ausgeht. Der Mensch wird schwächer, er verliert oft an Gewicht und fast immer an Muskelmasse. Am Ende bedient sich der Tumor sogar an den Proteinen aus dem Herzmuskel.

Aufbau

Diesen Abbauprozessen muss man entgegenwirken, sie aufhalten, sie möglichst sogar wieder rückgängig machen. Am besten ist es, sie gar nicht erst zuzulassen. Wer gerade erst eine Krebsdiagnose bekommen hat und vielleicht auch deshalb besonders geschockt ist, weil es ihm doch eigentlich insgesamt ganz gut geht, sollte genau das als Chance sehen. Er oder sie sollte jetzt bewusst und gezielt das Mögliche tun, damit es so bleibt. Andere gehen überhaupt nur zum Arzt, weil sie körperlich abgebaut, Gewicht verloren haben, sich schlapp fühlen. Dann müssen sie oft erfahren, dass Krebs die Ursache ist.

Warnzeichen Gewichtsverlust

Nicht jeder, der ungewollt abnimmt, muss gleich Krebs haben. Auch Stress, Erkrankungen der Schilddrüse, Änderungen in der Lebensweise und vieles mehr können einen Gewichtsverlust zur Folge haben. Doch wenn ohne Absicht die Pfunde schwinden, ist es auf jeden Fall wichtig, zum Arzt zu gehen, um nach den Gründen zu suchen. Typische Warnzeichen sind, wenn man

- innerhalb von kurzer Zeit (etwa sechs Monaten) fünf bis zehn oder gar mehr Prozent seines Körpergewichts verliert,
- weniger Appetit hat als zuvor, und beispielsweise kein Eiweiß mehr verträgt,
- sich oft unerklärlich ausgesprochen schwach fühlt,
- merkt, dass nicht nur Fett, sondern auch Muskelmasse schwindet.

In allen Fällen gilt: Je früher man damit beginnt, sich so zu ernähren, dass man den krebstypischen Abbauprozessen effektiv entgegenwirkt, desto besser. Die Chance, sich weiterhin insgesamt gut oder bald wieder besser zu fühlen, steigt dadurch. Aber auch im fortgeschrittenen Stadium der Auszehrung ist das natürlich noch immer sinnvoll. Eine ketogene Ernährung, idealerweise kombiniert mit regelmäßiger Bewegung, ist wahrscheinlich das Beste, was man dafür tun kann.

Warum ist das so? Eine wichtige Ursache des Abbaus von Körpersubstanz sind chronische Entzündungen. Krebs geht mit einer unterschwelligen, aber dauerhaften Entzündung im ganzen Körper einher. Das führt oft dazu, dass man sich schlapp fühlt. Dann schwirren auch Signalmoleküle durch den Körper, die bewirken, dass vor allem Eiweiß ab- und in die Tumornahrung Zucker umgebaut wird. Auch diese Signalmoleküle selber werden aus Eiweiß, das dann den Muskeln fehlt, hergestellt. Zusätzlich nutzt der Tumor Muskeleiweiß als Baumaterial für sich selbst.

Wer dem entgegenwirken will, muss, wie schon beschrieben, einerseits sicherstellen, dass die Krebszellen weniger Energie und Baumaterial bekommen. Mindestens genauso wichtig ist es aber, dafür zu sorgen, dass im Gegenzug die gesunden Zellen diese Energie und dieses Baumaterial wieder bekommen. In jedem, auch gesunden Körper, wird ständig Körpersubstanz, Muskelmasse, Fett gleichzeitig auf- und abgebaut. Bei Krebs hält sich beides nicht mehr die Waage, der Abbau nimmt überhand. Dem entgegenzuwirken, die Waage also wieder in Richtung Aufbau zu drücken, ist mit ketogener Ernährung möglich. Entzündungsreaktionen werden gedämpft, Ketone liefern gesunden Zellen wieder Energie, das Nahrungseiweiß kann dann auch wieder besser genutzt werden, um – zusammen mit Training – wieder gesunde Muskelmasse aufzubauen (auch dem Tumor steht das Nahrungseiweiß zur Verfügung, aber das ist immer noch deutlich besser, als wenn er sich all sein Protein aus den Reserven des Körpers holt).

Experimente mit Mäusen haben schon vor fast 30 Jahren gezeigt, dass eine fettreiche Ernährung einerseits Tumoren deutlich langsamer wachsen lässt, andererseits aber auch dazu führt, dass die Tiere kaum Gewicht verlieren. Ähnliche Ergebnisse gibt es auch mit Ratten.

Patienten legen Gewicht zu

Einen der ersten gut dokumentierten Einzelversuche am Menschen machten australische Mediziner Ende der 1970er-Jahre mit einer Lungenkrebspatientin, die stark abgenommen hatte. Eine fettreiche Infusionslösung stoppte bei ihr den Gewichtsverlust. Knapp zehn Jahre später ernährte der Arzt Kenneth Fearon in Glasgow fünf Patienten, die schon extrem abgebaut hatten, mit einer tatsächlich ketogenen Diät. Alle fünf nahmen innerhalb einer Woche damit im Schnitt wieder zwei Kilogramm zu. Kritiker wenden oft ein, dass solche Studien mit so wenigen Patienten zu klein seien. Fragt man aber mal einen Statistiker, wird er antworten, dass fünf von fünf und im Schnitt zwei Kilogramm durchaus ein sehr aussagekräftiges Ergebnis sind. Zudem gibt es inzwischen noch mehr Studien, die zu ganz ähnlichen Resultaten kommen.

Patienten geht es mit ketogener Ernährung auch oft spürbar besser, ihre Lebensqualität steigt. Das wurde sogar schon in Studien beobachtet, wenn Kohlenhydrate zwar deutlich reduziert wurden, aber nicht gemessen wurde, ob Patienten auch tatsächlich »in Ketose« waren. Der Internist Eggert Holm etwa hat eine solche Untersuchung durchgeführt. Er schickte auch Blutproben der Patienten ins Labor. Die bestätigten nicht nur einen verbesserten

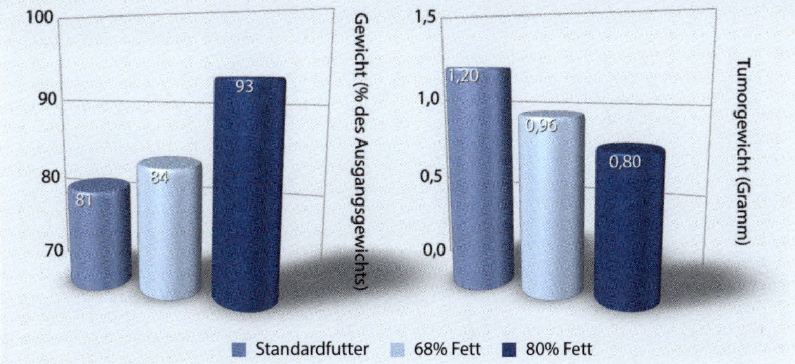

Abbildung 2: Krebskranke Mäuse profitieren von einer fettreichen Ernährung. Mäuse, die fettreiches, kohlenhydratarmes Futter bekommen, verlieren weniger Gewicht als Tiere, die kohlenhydratreiches Standardfutter fressen, und die Tumoren wachsen bei ihnen deutlich langsamer.
Daten aus Tisdale et al. (1987) Br. J. Cancer 56:39.

Ernährungszustand der Patienten. Sie zeigten auch, dass die Entzündungsreaktion in ihren Körpern deutlich nachgelassen hatte. Andere Studien haben das bestätigt: Wird fettreich und gleichzeitig kohlenhydratarm gegessen, dann sinken im Blut die Entzündungssignale. Weniger Entzündungssignale bedeuten weniger Entzündung. Weniger Entzündung bedeutet weniger gute Bedingungen für das Krebswachstum.

Die späte Einsicht der Experten

Tatsächlich werden inzwischen auch von den Fachgesellschaften die Ernährungsrichtlinien hin zu mehr Fett und weniger Kohlenhydraten für Krebspatienten geändert. Doch leider geschieht es noch immer eher zurückhaltend. So empfiehlt, wie wir schon erwähnt haben, der blaue Ratgeber der Deutschen Krebshilfe eine fettreiche Ernährung erst in dem Falle, dass man schon deutlich abgenommen hat. Aus den genannten Gründen sollte man aber, wenn irgend möglich, schon früher damit anfangen, um es gar nicht erst so weit kommen zu lassen. Auch das Wort »ketogen« findet sich nirgends, sodass viele Patienten zwar vielleicht mehr Fett bekommen als zuvor, aber die Kohlenhydrate nicht genug reduzieren, damit ihre Leber Ketone herstellt. Damit fährt man zwar schon besser als mit der bisherigen kohlenhydratreichen Ernährung, beraubt sich aber der Vorteile der Ketone, die ganz entscheidend sind.

Kapitel 8

Ein bisschen weniger ist nicht genug

Warum ist es wichtig, sich tatsächlich konsequent mit extrem wenigen Kohlenhydraten und viel Fett zu ernähren? Warum ist es wichtig, dass der Körper sich auf Ketone als Energielieferanten umstellt?

Tatsächlich ist jede Reduktion von Zucker & Co. sinnvoll, genauso wie ein deutliches Mehr an guten Fetten, selbst wenn der Körper nicht »in Ketose« kommt. Als gesunde Vorsorgediät wird eine solche Ernährungsweise auch bereits von vielen Menschen angewandt. Bekannt ist sie zum Beispiel als LOGI-Diät. Für Krebspatienten aber ist eine solche nur einigermaßen kohlenhydratreduzierte Diät zwar besser als gar nichts. Aber sie reicht nicht aus. Wer als Krebspatient das Bestmögliche aus einer Ernährungsumstellung machen will, muss die Fettmenge so erhöhen und die Kohlenhydrate so reduzieren, dass sein Körper auf jene Ketone als Energielieferanten umstellt. Denn neben Blutzucker und Insulin spielen diese kleinen Moleküle eine Hauptrolle.

Krebszellen mögen keine Ketone

Ketogene Ernährung bedeutet: Es kommen so wenig Zucker und Kohlenhydrate, aber so viel Fett von außen in den Körper, dass dieser beginnt, seine Zellen mit Ketonen zu versorgen. Er stellt sie aus Fett selber her, und das vor allem in der Leber. Trotzdem bleibt weiter Zucker im Blut. Er stammt aus den paar Kohlenhydraten, die noch immer in der Nahrung sind und aus der Eigenproduktion des Körpers. Er versorgt zuverlässig jene wenigen Zellsorten, die nicht ohne Zucker können. Das sind zum Beispiel rote Blut-

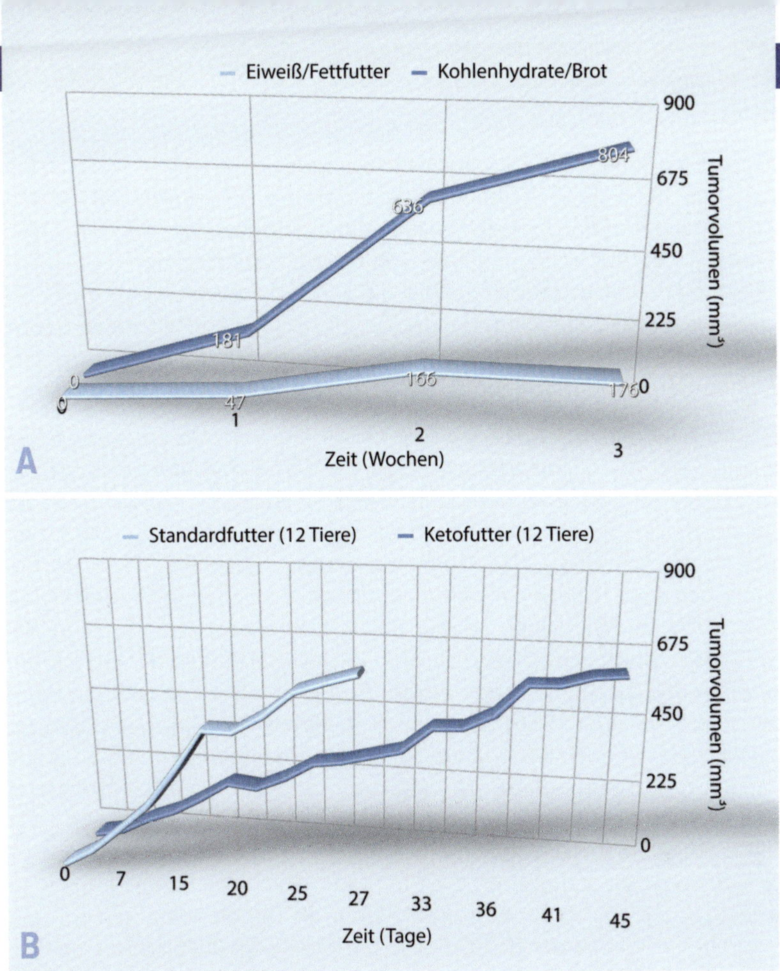

Abbildung 3: Bei fettreich und kohlenhydratarm gefütterten Ratten und Mäusen wachsen Tumoren langsamer als bei Tieren, die das übliche, kohlenhydratreiche Laborfutter zu fressen bekommen. Daten aus (A) van Alstyne & Beebe (1913) J. Med. Res. 29:217 und aus (B) Otto et al. (2008) BMC Cancer 8:**122.**

körperchen. Auch Fett- und Aminosäuren sind weiterhin ausreichend im Blut, sie werden beispielsweise vom Muskelgewebe und der Leber benötigt. Der entscheidende Unterschied zum Zustand während einer kohlenhydratreichen Ernährung ist also, dass im Blut als Nährstoffe nun neben Fetten und Eiweißen auch reichlich die zuvor kaum vertretenen Ketone sind, dafür weniger, aber noch immer ausreichend Zucker. Und Experimente ergaben, dass normale Zellen mit einer solchen Mischung aus Ketonen und Zucker hervorragend zurechtkamen, Krebszellen dagegen weniger. Das ist im Labor nachgewiesen für verschiedene Krebsarten – zum Beispiel bestimmte Hirntumoren, unterschiedliche Brust- und Darmkrebstypen, Leukämiezellen, Nierenkrebszellen und noch ein paar mehr.

Krebszellen können mit Ketonen höchstwahrscheinlich schlicht nichts anfangen, und wenn sie sie aufnehmen, kann das ihre Bösartigkeit wahrscheinlich sogar bremsen. Jedenfalls werden selbst Krebszellen, die eigentlich genug Zucker zur Verfügung haben, in zahlreichen Experimenten deutlich gehemmt, wenn Ketone vorhanden sind. Wie diese Hemmung im Detail zustande kommt, ist nicht ganz klar. Der Mediziner Eugene Fine vom New Yorker Albert-Einstein-College vermutet, dass Krebszellen auch deshalb keine Ketone mögen, weil die Ketone zusätzlich ihre Zuckergärung behindern.

Ähnliche Forschungsergebnisse wie sie die Experimente mit Krebszellen zeigten, gibt es auch mit Versuchstieren. Bei Mäusen mit Tumoren etwa, die mit Wasser und Pflanzenöl ernährt werden, bilden sich deutlich weniger Metastasen als bei Tieren desselben Mäusestammes, die Wasser und Zucker gefüttert bekommen. Ulrike Kämmerer, eine der Autorinnen dieses Buches, untersuchte mit Kollegen an der Universitätsklinik Würzburg Mäuse mit von menschlichem Magenkrebs stammenden, sehr aggressiven Tumoren. Bei ketogen ernährten Tieren wuchsen die Geschwülste deutlich langsamer, der Stoffwechsel der Tumoren war gebremst (Abbildung 3, Seite 49). Sie schütteten auch weniger Milchsäure in ihre Umgebung aus – auch ein positiver Effekt, denn je mehr Milchsäure, desto besser können sich Tumoren ausbreiten. All das sind Gründe, sich tatsächlich derart streng kohlenhydratarm und fettreich zu ernähren, dass der Körper auf Ketone umstellt. Es gibt noch einen weiteren: In den Experimenten, in denen eine Diätumstellung deutlich etwas gegen den Krebs bewirkte, waren durchweg Ketone im Blut zu finden. Und je stärker der Körper auf Ketone als Energielieferanten umstellt, desto besser scheint der Effekt zu sein. Die Ketone scheinen also als eine Art körpereigenes Medikament gegen Krebs zu wirken. Mehr dazu in Kapitel 12.

Selbst »austherapierte« Patienten profitieren

Studien mit Menschen gibt es bislang nur wenige. Warum das leider so ist, haben wir im Folgenden kurz zusammengefasst.

Klinische Studien – warum so wenige?

Viele Mediziner sind der ketogenen Ernährung bei Krebs gegenüber noch immer kritisch eingestellt. Sie begründen das damit, dass es nicht genügend aussagekräftige Untersuchungen an Patienten – sogenannte *Klinische Studien* – gebe. Tatsächlich wäre es sehr, sehr sinnvoll, die ketogene Ernährung viel mehr und detaillierter an Patienten zu erproben. Es gibt ein paar sehr, sehr bedauerliche Gründe, warum das, wenn überhaupt, nur in Minischritten passiert:

- Klinische Studien sind extrem teuer. Ketogene Ernährung ist aber, anders als ein Medikament, nicht patentierbar. Die beinahe einzigen, die im Medizinbereich genügend Geld für klinische Studien haben – die großen Pharmaunternehmen – haben deshalb kein Interesse an solchen Studien. Denn sie können mit deren Ergebnissen schlicht kein Geld verdienen.
- Mit einer bestimmten Ernährungsweise klinische Studien durchzuführen, die dann auch hieb- und stichfeste (das heißt, gegen Kritik gut abgesicherte) Ergebnisse bringen, ist schwierig, langwierig und, ja: sehr teuer. Normalerweise wird in klinischen Studien, wenn sie eine hohe Aussagekraft haben sollen, ein Wirkstoff gegen ein wirkungsloses Scheinmedikament (Placebo) getestet. Es ist aber logisch, dass es bei einer Ernährungsstudie eigentlich gar kein Placebo geben kann, denn irgendwie wirkt ja jede Form von Ernährung. Zudem müssen solche Studien normalerweise »doppelblind« sein, das heißt: Weder der Studienleiter noch seine Patienten dürfen wissen, wer gerade den Wirkstoff und wer das Placebo bekommt. Auch das ist bei einer Ernährungsstudie kaum zu machen, denn man merkt ja zum Beispiel, ob man Nahrungsmittel mit viel Fett vorgesetzt bekommt oder nicht.
- Bislang sind klinische Studien, etwa zur ketogenen Ernährung, von den Kontrollgremien oft nur dann zugelassen worden, wenn alle anderen Therapiemöglichkeiten schon ausgeschöpft waren. Das bedeutet natürlich, dass Patienten dann bereits sehr, sehr krank und zudem vielleicht auch durch vorherige Therapien zusätzlich geschwächt sind. Von den ursprünglich 16 Patienten, die in Würzburg an der ersten klinischen Studie überhaupt zur ketogenen Ernährung bei Krebs teilnahmen, verstarben zwei gleich zu Anfang des Studienzeitraumes. Andere brachen die Studie ab, unter anderem deshalb, weil sie zu krank waren und ihnen die damit verbundene Umstellung in ihrem Zustand zu viel Mühe bereitete.

Mehr klinische Studien zu fordern ist aber richtig und wichtig. Man kann nur hoffen, dass sich für ihre Finanzierung entweder staatliche Geldgeber oder Multimillionäre finden. Jedoch zu sagen: »Es gibt zu wenige klinische Studien, und deshalb kann man eine ketogene Ernährung nicht empfehlen«, ist falsch. Denn einerseits gibt es schon gar keine klinischen Studien, die einen Vorteil einer kohlenhydratreichen Kost beweisen würden, im Gegenteil.

Und zweitens gibt es mehr als genügend andere Hinweise, dass bei Krebs eine ketogene Ernährung sinnvoll und nicht schädlich ist.

Und die Daten und Erfahrungen, die es von Krebspatienten inzwischen gibt, sind deutlich: Schafft man es, tatsächlich »in Ketose« zu kommen, also den Zustand, in dem der Körper hauptsächlich Ketone als Energielieferanten nutzt, dann zeigen sich oft deutliche Effekte. Wichtig ist natürlich auch die Frage, ob ketogene Diät überhaupt vertragen wird. Die weltweit allererste Studie dazu leiteten Ulrike Kämmerer und Melanie Schmidt in Würzburg. Sie war wie alle Pilotstudien relativ klein, insgesamt 16 Patienten nahmen an ihr teil. Die Studienleiterinnen durften – so legte es die Klinik fest – nur Patienten annehmen, die schon als »austherapiert« galten – denen Ärzte also nichts mehr anbieten konnten, weder Chemo noch OP noch Bestrahlung.

Die Ausgangslage war also schwierig genug. Trotzdem bewertete die Mehrheit der Teilnehmer die ketogene Kost als gut bis sehr gut. Und trotz der bei allen Patienten bereits stark fortgeschrittenen Erkrankung besserte sich bei etwa zwei Dritteln derer, die die Studie sechs bis zwölf Wochen durchhielten, ihr allgemeines Wohlbefinden, ihre Lebensqualität, ihre Möglichkeit, aktiv am Leben teilzunehmen. Alle Patienten, die die vollen zwölf Wochen mitmachten, waren danach in einem stabilen Zustand. Inzwischen gibt es weitere kleine Studien. Die große Mehrzahl der Teilnehmer vertrug dabei die ketogene Ernährung gut. Sie zeigte auch bei vielen Patienten – selbst bei solchen, die schon die verschiedensten Therapien hinter sich hatten – eine echte Wirkung. Zucker- und Insulinwerte sanken, je nach Studie wurde das Tumorwachstum verlangsamt oder sogar gestoppt. Und die Ergebnisse waren, wie schon erwähnt, umso besser, je mehr Ketone sich im Blut fanden.

Kurz vor Redaktionsschluss dieser Auflage wurden erste Daten aus der Zwischenauswertung der KOLIBRI-Studie (siehe Seite 162) auf dem »Update Ernährungsmedizin« in München vorgestellt. Sie zeigen, dass die Patientinnen, welche eine ketogene Diät über 20 Wochen durchgeführt hatten, ein deutlich besseres Verhältnis der Muskulatur zum Körperfett aufwiesen als jene in den beiden anderen Gruppen (Ernährung mit Low-Carb oder nach DGE-Empfehlung). Sie hatten auch den niedrigsten Triglycerid- und den höchsten HDL-Spiegel aller drei Studiengruppen. Das sind Werte, die laut aktuellem Stand der medizinischen Forschung sehr wünschenswert sind. Die Nieren- und Leberwerte waren auffällig stabil. Die Patientinnen bekamen also auch keines der vorher von Kritikern prognostizierten Probleme. Auch bei der Sportmessung zeigten die Keto-Patientinnen, dass eine sehr fettreiche Ernährung durchaus positiv auf die sportliche Leistungsfähigkeit wirken kann. Alle vertrugen die ketogene Diät sehr gut. Genaue Daten können allerdings erst im Jahr 2016, also nach kompletter Auswertung der Studie, veröffentlicht werden.

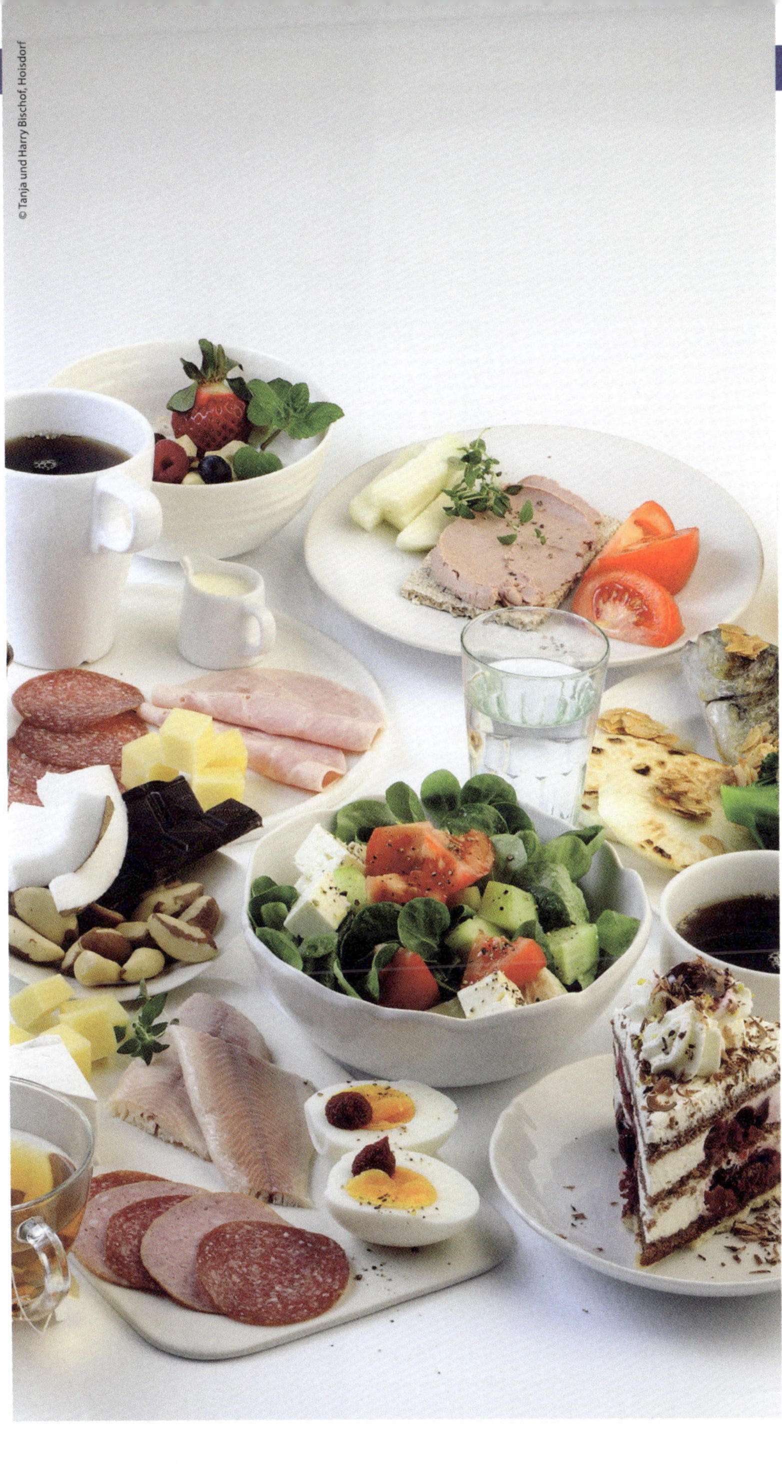

Kapitel 9

Und das soll gesund sein?

Es wird noch immer die Meinung verbreitet, dass fettes Essen ungesund sei. »Fett essen« und »fett werden« haben aber viel weniger miteinander zu tun als zum Beispiel »Süßes essen« und »fett werden«. Die sogenannte Übergewichtsepidemie in den Industrienationen etwa ist keinesfalls einhergegangen mit einer übermäßigen Zunahme des Fettkonsums. Im Gegenteil: Die Menschen wurden dicker, je mehr fettreduzierte Produkte und je mehr Kohlenhydrate sie zu sich nahmen.

Und »Fette essen« ist – mit ganz wenigen Ausnahmen – auch alles andere als »ungesund«. Niemand wird etwa einen Löffel Bio-Olivenöl als Teufelszeug einstufen. Es besteht zu fast 100 Prozent aus Fetten. Die Kokosnuss macht derzeit Karriere als Gesundheitslebensmittel, das sogar Alzheimer aufhalten soll. Das, was man von ihr essen kann, besteht vor allem aus Fett. Im Gegensatz etwa zu Lein- und all den anderen allgemein noch als »gut« akzeptierten Ölen, die zumindest einiges an ungesättigten Fettsäuren enthalten, ist Kokosfett auch noch größtenteils gesättigt.

Guter Rat von gestern

Es gibt ein paar Weisheiten, die seit Jahrzehnten zum Thema Fett gepredigt werden. An ihnen verdient die Nahrungsmittelindustrie gut, weil fettarme Produkte billiger herzustellen und teurer zu verkaufen sind als fettreiche. Aber diese vermeintlichen Weisheiten sind größtenteils Unwahrheiten. Viele Ernährungsforscher haben das inzwischen eingesehen. Walter Willet, seit über 20 Jahren oberster Ernährungswissenschaftler der Harvard Universität und vielleicht der einflussreichste weltweit, gehört dazu. Wenn er heute einen Vortrag hält, lautet der Rat, den er gibt, sehr anders als noch vor 10 oder gar 20 Jahren. Früher hieß dieser Rat: Essen Sie insgesamt fettarm. Ein paar Jahre später: Vermeiden Sie gesättigte Fette, die sind schädlich. Heute kann Willet mit gutem Wissenschaftlergewissen nur noch vor sehr wenigen speziellen Fetten warnen. Das sind vor allem die industriell gehärteten, sogenannten »Trans«-Fette. Fast alle anderen sind, nach einem ausgiebigen Blick in Forschungsergebnisse aus aller Welt, bezüglich ihrer Wirkung auf Krankheit und Gesundheit entweder neutral oder gar positiv zu bewerten. Nach einem solchen Vortrag wurde Willet einmal gefragt, ob das dann bedeutet, dass er und seine Kollegen lange Zeit falsche Ernährungstipps gegeben hätten. Er antwortete, die Tipps hätten eben dem jeweiligen wissenschaftlichen Stand zum jeweiligen Zeitpunkt entsprochen. Aber ja, sie seien falsch gewesen. Das ändert nichts daran, dass viele vermeintliche Fachleute noch heute veraltete, im Grunde wirklich ungesunde Tipps geben. Auf sie zu hören, ist nicht gesund.

Sahnejoghurt statt Magerquark, marmoriertes Kotelett statt schieren, mageren Steaks, Butter statt Halbfettmargarine. Auch all das ist nicht ungesund – für Gesunde nicht, wahrscheinlich nicht einmal für Herzkranke. Und Krebskranken kann eine fettreiche Kost besonders zugutekommen, sie stärken, ohne gleichzeitig die Krankheit mit zu stärken.

Kritiker ketogener Diäten behaupten oft, dass nach einer solchen Ernährungsumstellung dann nur noch Wurst, Schmalz und Käse auf den Teller kämen. Das ist völlig unsachlich und falsch. Typisch für Ketorezepte sind etwa gegrillter Lachs, Avocado und Knoblauchsauce, gedünsteter Spinat, grüner Salat mit Kirschtomaten, Walnüssen, und Zitronen-Dill-Vinaigrette und Ähnliches.

Krebszellen mögen Bananen

Die Sorge, dass mit kohlenhydratarmer Nahrung die Versorgung mit gesunden Vitaminen, Spurenelementen oder vielleicht gegen Krebs wirkenden pflanzlichen Inhaltsstoffen zu kurz kommen muss, ist also völlig unbegründet. Es gibt jede Menge leckeres mineralien- und vitaminreiches Gemüse, das kaum problematische Kohlenhydrate enthält. Dafür hat es aber zusätzlich noch sekundäre Pflanzenstoffe, von denen man teilweise schon weiß, dass sie Krebsgene drosseln können. Selbst einige Obstsorten kann man bei einer ketogenen Diät in gewissen Mengen essen, ein paar Himbeeren zum Beispiel.

Wer aber eine ganze Banane isst, macht den ansonsten vielleicht strikt durchgehaltenen Plan zunichte. Das meiste Obst ist heute darauf hin gezüchtet, süß zu schmecken. Es enthält im Vergleich zu Gemüse viel Zucker und Fruchtzucker. Beides ist für Krebspatienten in großen Mengen absolut nicht zu empfehlen.

Zum Fleisch: Es ist vitaminreich, enthält Vitamin A, B-Vitamine, Folsäure, Zink und vieles mehr. Vor allem sind viele der Vitamine und Vitalstoffe aus Fleisch viel besser »bioverfügbar« als solche aus Pflanzen. Der menschliche Organismus kann sie also besser verwerten. Folsäure ist ein Beispiel dafür: Der Mensch bekommt die Variante von Folsäure, die für ihn gesund ist, viel besser aus Fleisch heraus als aus allem anderen – Nahrungsergänzungsmittel eingeschlossen. Dazu kommt Eisen, das aus Pflanzen ebenfalls eher schwer zu verwerten ist, und vieles mehr.

Dauerwurst vom Discounter ist sicher keine Vitaminbombe (obgleich Wursterzeugnissen oft Vitamine zugesetzt werden, um sie haltbarer zu machen). Frisches Bio-Rindfleisch mit einer Mischung aus Eiweiß- und Fettanteilen allerdings schon. Es enthält auch die als gesundheitsfördernd geltenden Omega-3-Fettsäuren, und Innereien enthalten sogar reichlich Vitamin C.

Fettreich ja, aber Qualität

Bleiben wir noch kurz bei der Billig-Wurst: Wer es sich nicht leisten kann, beim Bio-Metzger einzukaufen, der kann und sollte auf die günstigen Produkte zurückgreifen. Solange sie reichlich Fett, ausreichend Eiweiß und kaum Kohlenhydrate enthalten, eignen sie sich für eine ketogene Diät.

Wenn man kann, sollte man aber auf Frische, Qualität und artgerechte Erzeugung achten. Ein Stück Fleisch von einem Rind, das entgegen seiner Natur mit Soja, Mais, Kraftfutter und Antibiotika gemästet wurde, ist längst nicht so gesund wie ein Steak vom Weiderind. Es gibt Studien, die darauf hinweisen, dass in Ländern wie Australien, wo vor allem Fleisch von Weiderindern gegessen wird, die Darmkrebsrate deutlich niedriger liegt als etwa dort, wo Tiere weniger artgerecht ernährt werden.

Cholesterin

Doch wenn man derart fettreich isst, steigt dann nicht das Cholesterin? Das kann in der Tat passieren, allerdings zumeist auf eine Art und Weise, wie es medizinisch erwünscht ist. Es steigt nämlich die Menge des HDL im Blut, des »guten« Cholesterins. Zu niedriges HDL gilt als Risikofaktor für Herz-Kreislauf-Erkrankungen. Im Gegensatz zum LDL, dem »schlechten« Cholesterin, das es zu senken gilt. Meist bleibt das LDL bei einer ketogenen Ernährung gleich oder sinkt sogar.

Neben Cholesterin sind es die sogenannten Neutralfette im Blut, die als Risikofaktor gelten. Diese Fette sinken in den allermeisten Fällen sogar deutlich ab.

All dies gilt für die allermeisten Menschen, die ihre Ernährung von einer eher kohlenhydratbetonten auf eine fettreichere Variante umstellen. Es gibt jedoch immer wieder einzelne Personen, bei denen das LDL nach einer derartigen Umstellung ansteigt. Die Ursache ist nicht eindeutig geklärt, es könnte unter anderem an genetischen Faktoren liegen. Eine andere Möglichkeit könnte die Kombination einer ketogenen Ernährung mit sehr intensivem Sport sein. Dann scheint der Körper in eine Art von der Schilddrüse gesteuerten Spargang zu schalten. Dazu gehört, dass weniger LDL aus dem Blut aufgenommen wird, deshalb steigt der Spiegel. Das heute oft empfohlene Hochintensitätstraining mit kurzen, aber bis fast zur Erschöpfung gehenden Einheiten ist also möglicherweise nicht optimal. Ausdauersport (und auch Kraftsport), bei dem man sich nicht völlig »auspowert«, eignet sich für Krebspatienten aus den verschiedensten Gründen besser (siehe Kapitel 10).

Zu einer ärztlichen Überwachung der Diät sollte also auch eine Erfassung der Blutwerte und gegebenenfalls der Schilddrüsenwerte gehören. Diese können medikamentös ausgeglichen werden, dann sollte auch der LDL-Spiegel wieder sinken.

Eiweiß – wie viel?

Es ist wichtig, zunächst die Angst vor dem Fett zu verlieren. Denn wer Kohlenhydrate weglässt, wem gleichzeitig aber noch bange vor Fett ist, der lässt dann auch noch das Fett weg. Was ihm dann bleibt, sind schwer verdauliche Pflanzenfasern mit null Kalorien – und Eiweiß. Die Pflanzenfasern sind kein großes Problem. Eine Ernährung, die den überwiegenden Anteil der nötigen Kalorien aus Eiweißen bezieht, kann allerdings schon ein Problem werden.

Zum Beispiel kann sie die Nieren schädigen. Außerdem kommt man, wenn man sehr viel Eiweiß isst, auch nicht in die gewünschte Ketose.

Krebspatienten brauchen Eiweiß, denn ein fortgeschrittener Tumor sorgt oft dafür, dass im ganzen Körper Muskelprotein abgebaut wird. Durch die Nahrung wieder Eiweiß zuzuführen ist deshalb für Krebspatienten besonders wichtig. Selbst offizielle Ernährungsrichtlinien wie die des amerikanischen »Lebensmittel- und Ernährungskomitees« (Food and Nutrition Board) erlauben, bis zu 35 Prozent der täglichen Energie aus Eiweißen zu sich zu nehmen. In der ketogenen Ernährung wäre das allerdings bereits zu viel, denn man käme dann kaum in die gewünschte Ketose. Man muss also, wenn man Kohlenhydrate weitgehend weglässt, das Protein auf dem Teller mit reichlich Fett und Ölen kombinieren. Dadurch werden mögliche Probleme durch große Mengen von Eiweiß (etwa für die Nieren) weitestgehend verhindert (zum Thema Eiweiß siehe auch Kapitel 11).

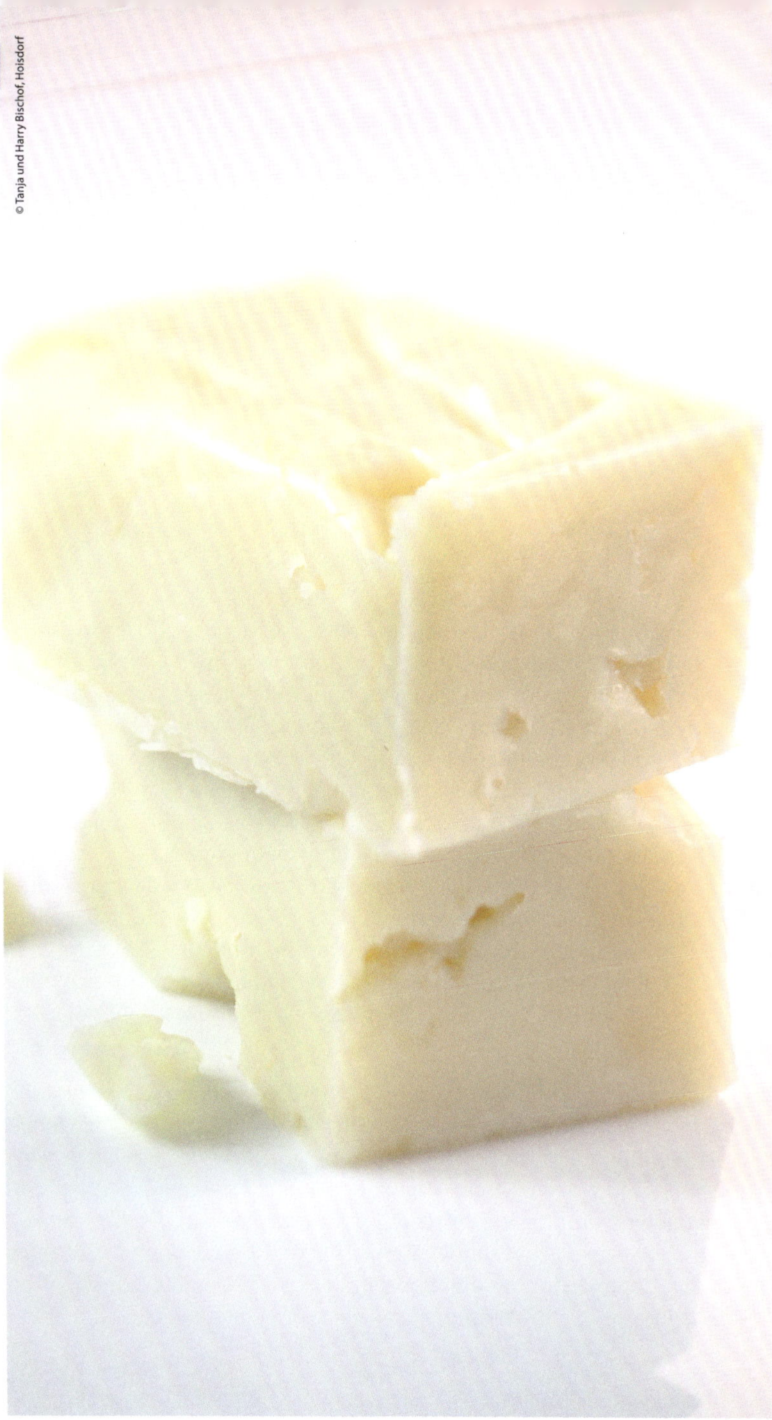

Kapitel 10

Das Plus namens Bewegung

Es gibt eine Menge Dinge, die man als Patient auch jenseits der Ernährung selbst tun kann. Spezielle psychologische Betreuung etwa oder bestimmte Meditationsverfahren wie die sogenannte Aufmerksamkeitsmeditation (engl.: Mindfulness Meditation) helfen nicht nur der Psyche. Sie können sich direkt auch auf physiologische Vorgänge auswirken, die Lebensqualität verbessern, vielleicht gar das Leben verlängern. Wichtig kann auch entspanntes, fröhliches Zusammensein mit Freunden und Familie sein. Natürlich auch ein liebevolles Verhältnis zum Partner. Interessante Freizeitaktivitäten können helfen. Vor allem sollte man versuchen, sich von der Diagnose oder von Rückschlägen nicht kleinkriegen zu lassen. Es ist wichtig, trotz allem regelmäßig Situationen zuzulassen, in denen man einmal alles vergessen und Spaß haben kann. Dass Lachen die beste Medizin ist, ist vielleicht eine etwas übertriebene Behauptung. Doch dass es wirkt, gilt wissenschaftlich als nachgewiesen.

Wir können nur ausdrücklich dazu ermutigen, sich neben der ketogenen Ernährung auch um diese weiteren Möglichkeiten zu kümmern. Auf Details können wir hier aber leider nicht eingehen. Worauf wir aber nicht verzichten können und wollen, ist das Thema Sport und Bewegung. Das hat drei Gründe: Erstens sind die wissenschaftlichen Hinweise auf die Wirksamkeit und die Vorteile solcher Aktivitäten schlicht überwältigend. Zweitens haben ketogene Ernährung und Sport in dem, was sie im Körper bewirken, viel gemeinsam. Und drittens ergänzen sie sich, verstärken einander in der Wirkung.

Erst Überwindung, dann Gewinn

Die Aufforderung, Sport zu machen, klingt für viele vielleicht absurd, vor allem, wenn man durch Krankheit oder Therapie bereits geschwächt ist. Dieser Einwand ist verständlich. Aber Tatsache ist: Bewegung und Sport bringen Vorteile. Wer sie für sich nutzen will, muss aktiv werden, und das besser heute als morgen. Das ist oft anstrengend, körperlich wie seelisch. Es braucht Überwindung, und wer es gleich am Anfang übertreibt, tut sich auch nichts Gutes. In Maßen, und wenn es irgend geht, jeden Tag und jede Woche ein bisschen mehr, können sich aber die meisten Krebspatienten bewegen. Viele können sich auch wirklich sportlich betätigen. Wer geschwächt ist – durch die Krankheit selbst oder eine Operation oder Therapie – wird besonders behutsam beginnen und sich langsam steigern. Es ist natürlich auch hier sehr sinnvoll, einen Arzt oder eine Ärztin zu finden, der oder die das wohlwollend begleitet und unterstützt, vielleicht auch eine Physiotherapie verschreibt.

Wer es schafft, regelmäßig körperlich aktiv zu sein, wird den Gewinn, den das für Körper und auch Seele bedeutet, bald spüren und nicht mehr missen wollen. Sobald man damit beginnt, beginnt man auch zu profitieren.

Sport ohne Energie aus Kohlenhydraten

Und dafür braucht man keine zuckerstrotzenden Riegel oder Teller voller Pasta. Es gibt sogar immer mehr Hochleistungssportler, die den Extra-Kick aus Kohlenhydraten nur noch bei Wettkämpfen einsetzen und im Training auf Zucker und Stärke verzichten. Sie erzielen damit den bestmöglichen Muskelaufbau, können ausdauernder und effektiver trainieren. Bodybuilder nutzen das seit Langem, etwa 60 Prozent der Kalorien, die sie aufnehmen, kommen aus Fett, dazu reichlich Proteine für optimalen Muskelaufbau, aber kaum Kohlenhydrate.

Am Anfang wird nach dieser Ernährungsumstellung die körperliche Leistungsfähigkeit nachlassen. In den darauf folgenden Wochen ist man aber bald leistungsfähiger als vorher. Das haben unter anderem Studien des amerikanischen Internisten Stephen Phinney ergeben. Verwunderlich ist das nicht. Der Körper muss sich erst einmal umstellen. Er muss Enzyme produzieren, die für die Verwertung der Nahrung in der neuen Zusammensetzung notwendig sind. Man darf sich also von anfänglichen Durchhängern nicht entmutigen lassen. Im Gegenteil: Sie zeigen, dass im Körper wahrscheinlich gerade genau das passiert, worauf man es abgesehen hat.

Was bringt's?

Warum ist Sport bei Krebs gut? Genau wie die ketogene Ernährung wirkt Bewegung nicht nur an einer Stelle, sondern vielfältig und durchweg positiv. Abbildung 4 gibt dazu einen Überblick. Prozesse wie etwa Entzündungen, die Krebs fördern, werden gebremst. Die gesunde Atmung der Zellen wird gefördert. Die für Krebs typische Gärung in den Zellen wird dagegen heruntergefahren. Die Spiegel von krebsfördernden Hormonen sinken. Dem häufig bei der Krankheit auftretenden Muskelschwund wird der sportliche Muskelaufbau entgegengesetzt. Das Immunsystem wird gestärkt. Das psychische Wohlbefinden verbessert sich. Und selbst Nebenwirkungen von Chemo- und Strahlentherapien können durch Sport gemildert werden.

Sport wirkt also weitgehend genau auf die Prozesse, die auch von der ketogenen Ernährung beeinflusst werden. Beide ergänzen einander. Die Wirkungen sind für einige häufige Krebsarten deutlich nachgewiesen. Die Forscher Robert Newton und Daniel Galvao fassen den Forschungsstand zum Thema Sport bei Krebspatienten so zusammen: *»Die Evidenz großer prospektiver Studien zeigt unzweifelhaft, dass regelmäßiger Sport nach einer Krebsdiagnose das Überleben um 50 bis 60 Prozent erhöht, mit der größten bisher nachgewiesenen Wirkung bei Brustkrebs und Darmkrebs.«*

50 bis 60 Prozent! Jedes Pharmaunternehmen, das ein Medikament mit dieser Wirkung und praktisch ohne Nebenwirkungen auf den Markt bringen würde, würde Milliarden damit verdienen. Aus Sicht der beiden Wissenschaftler ist Sport auch die wichtigste und sinnvollste Begleittherapie bei Krebserkrankungen.

Die richtige Dosis Bewegung

Man sollte sich Woche für Woche ein wenig steigern, bis das optimale und für jeden Einzelnen jeweils mögliche Maß erreicht ist. Aber wie viel ist optimal? Die erste und wichtigste Antwort lautet: Man sollte auf seinen Körper hören. Wer versucht, sich weiter zu steigern, sich aber zunehmend schlapp fühlt und die geplante Mehrleistung nicht bringen kann, sollte etwas drosseln. Es kann auch helfen, dann in größeren Abständen seine Übungen zu machen. Erholungszeiten sind genauso wichtig und effektiv wie der Sport selbst. Zu viel ist auch hier eher ungesund.

Es gibt auch dazu konkrete Forschungsergebnisse: Frauen mit Darmkrebs profitierten in einer Untersuchung mit 120.000 Teilnehmerinnen am meisten, wenn sie sechs bis neun Stunden pro Woche sportlich aktiv waren, ohne

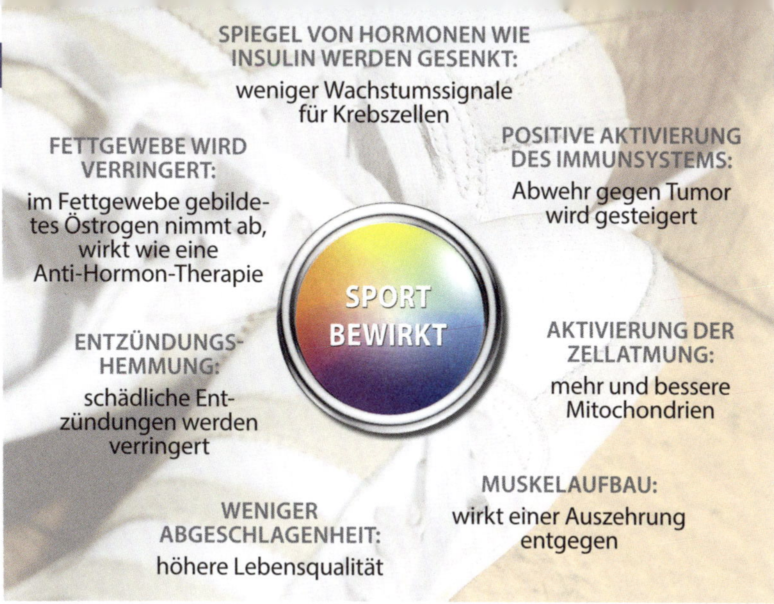
SPIEGEL VON HORMONEN WIE INSULIN WERDEN GESENKT:
weniger Wachstumssignale für Krebszellen
FETTGEWEBE WIRD VERRINGERT:
im Fettgewebe gebildetes Östrogen nimmt ab, wirkt wie eine Anti-Hormon-Therapie
POSITIVE AKTIVIERUNG DES IMMUNSYSTEMS:
Abwehr gegen Tumor wird gesteigert
SPORT BEWIRKT
ENTZÜNDUNGSHEMMUNG:
schädliche Entzündungen werden verringert
AKTIVIERUNG DER ZELLATMUNG:
mehr und bessere Mitochondrien
MUSKELAUFBAU:
wirkt einer Auszehrung entgegen
WENIGER ABGESCHLAGENHEIT:
höhere Lebensqualität

Abbildung 4: Bewegung wirkt in mehrfacher Hinsicht. Ungünstige Einflüsse, die Krebs zum Wachstum anregen oder den Patienten schwächen, werden verhindert oder abgemildert. Die gleichen Effekte erzielt man mit ketogener Ernährung.

sich dabei zu überanstrengen. Mehr Sport brachte keinen Zusatznutzen. Er schadete aber auch nicht – man braucht also, wenn man es nicht extrem übertreibt, auch keine Angst haben, dass zu viel Sport alles wieder zunichte macht.

Bei Männern dauert der Optimalsport ein wenig länger. Darmkrebspatienten verringerten ihr Risiko, an der Krankheit zu versterben, am deutlichsten, wenn sie sich mehr als neun Stunden pro Woche bewegten. Flotte Spaziergänge reichten bereits aus, um diesen Effekt zu erzielen. Ausdauersport und mäßiger Kraftsport eignen sich am besten, Hochintensitätstraining bis nahe an die Erschöpfungsgrenze eher weniger.

Das nimmt durch Sport zu

- Muskelmasse
- Muskelspannung und Muskelkraft
- Leistungsfähigkeit des Herz-Kreislauf-Systems
- Maximale Laufdistanz
- Kapazität des Immunsystems
- Körperliche Belastbarkeit
- Beweglichkeit
- Lebensqualität
- Hämoglobinwert

Das nimmt durch Sport ab

- Übelkeit
- Körperfettmasse
- Müdigkeit (Fatigue)
- Belastende Nebenwirkungen der Therapien
- Entzündungen
- Dauer der Krankenhausaufenthalte
- Herzfrequenz
- Blutdruck
- Stress
- Depressionen und Angstzustände

Spiel hilft viel

Es ist wichtig, für sich selbst das Richtige zu finden – und Freude dabei zu empfinden. Für den einen mag das der tägliche einsame stramme Marsch durch die Morgendämmerung sein, für die andere Wassergymnastik in der Gruppe, für einen Dritten Squash mit dem Kumpel mit anschließender Sauna. Überwindung ist oft nötig. Dauerzwang und ein schlichtes Hintersichbringen eines Pensums sind aber nicht optimal. Laut einer Studie aus Kanada haben schnöde Hausarbeit oder bewegte berufliche Tätigkeiten praktisch gar keinen Nutzen bei Krebs, zwei energische Spaziergänge pro Woche dagegen schon. Untersuchungen mit Mäusen kommen zu einem ähnlichen Ergebnis: In monotonen Laborkäfigen mit stupidem Laufrad entwickeln Tiere mehr und größere Tumoren, als wenn sie in einer Arena mit Spielzeug und Artgenossen Platz zum Toben haben. Im Körper letzterer Tiere fanden die Forscher einen Mix aus Stoffen, der insgesamt auf verschiedene Weise krebshemmend wirken kann.

Der Spaß an der Bewegung ist mindestens so wirksam wie die Bewegung selbst. Tanzen, Volleyball, Fußball spielen, mit dem Kollegen oder dem Hund durch den Park laufen, am Wochenende mit dem Kanu auf den Kanal, Radtouren mit Freunden, Enkeln (oder auch entspannt alleine), selbst Motorradfahren auf nicht allzu geraden und flachen Straßen … Die Möglichkeiten sind unbegrenzt. Man findet sicher etwas, das viel Spaß macht und wenig stresst, wobei man auch die Sorgen einmal vergessen kann und wozu man sich gerne aufrafft. Je früher man nach der Diagnose damit anfängt, umso besser und einfacher ist es. Der Gedanke an jene 50 bis 60 Prozent Überlebensvorteil sollte helfen, sich immer wieder aufzuraffen. Und nach dem Sport fühlt man sich ohnehin immer besser.

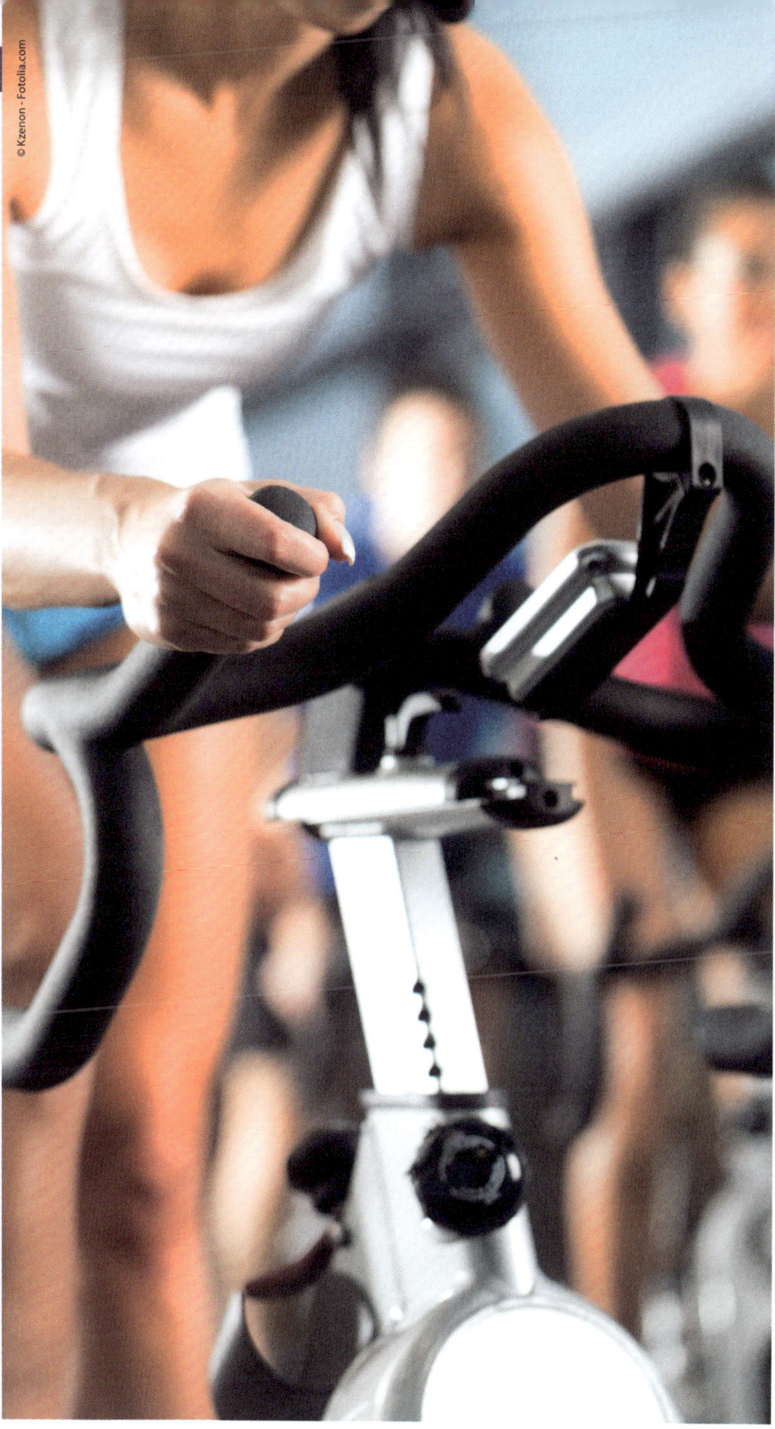

© Kzenon - Fotolia.com

Kapitel 11

Fasten als Alternative?

Seit Langem wird auch das Fasten immer wieder als Therapie gegen Krebs propagiert. Ärzte sind hier aus gutem Grunde meist sehr skeptisch. Schließlich verlieren viele Krebspatienten durch die Krankheit und durch die Nebenwirkungen der Therapien ohnehin Gewicht, Substanz, Kraft. Kein Arzt will dies auch noch fördern. Und die Hoffnung, allein mit konsequentem Fasten einen Tumor komplett auszumerzen, ist wirklich nicht begründet. Zwar kann eine Fastenkur nachweislich Tumoren bremsen oder gar stoppen. Aber danach wachsen sie wieder.

Doch wenn Fasten einem Tumor tatsächlich zusetzen kann, dann sollte man nach Möglichkeiten suchen, wie man diesen Effekt erzielen kann, ohne dass der ganze Körper abmagert. »Kalorienrestriktion« wird immer wieder als Alternative zu totalem Fasten genannt. Tatsächlich hatten zumindest viele Versuchstiere, die dauerhaft deutlich weniger zu fressen bekamen, als sie gewollt hätten, bessere Gesundheitswerte. Und sie wurden oft sogar deutlich älter als Artgenossen. Sie sind allerdings dann immer klapperdürr. Und sie haben ständig Hunger. Wer gesund ist und derart kalorien- und spaßreduziert uralt werden will, sollte es vielleicht probieren. Für Krebspatienten eignet sich aber auch diese Strategie sicher nicht. Denn es ist gerade für sie wichtig, nicht noch weiter Substanz zu verlieren.

Weniger Nebenwirkungen der Therapie

Tatsächlich scheint es aber Möglichkeiten zu geben, die positiven Effekte des Fastens zu erreichen, auch ohne dafür abmagern zu müssen. Ein Ansatz ist es zum Beispiel, fünf Tage pro Woche ohne Kalorienbeschränkung zu essen und an zwei aufeinander folgenden Tagen zu fasten oder zumindest nicht mehr als 600 Kilokalorien täglich zu essen. Bei vielen, die es mit diesem »periodischen Fasten« (engl.: intermittent fasting) versucht haben (etwa der BBC-Reporter Michael Mosley in einer TV-Reportage), sind die Blutzuckerwerte ebenso gesunken wie die Insulinmengen im Blut sowie bestimmte Entzündungsfaktoren. Und auch wichtige Wachstumsfaktoren gehen dann schon mal um die Hälfte zurück. All das würde auch Krebspatienten helfen.

Bei Studien mit krebskranken Mäusen hat sich auch gezeigt, dass kurze Fastenzyklen, die sich mit normalem Nahrungsangebot abwechseln, ihnen kein Gewicht rauben. Den Tumoren setzten sie aber in etwa ebenso stark zu wie eine Chemotherapie. Und, besonders interessant: Bekamen sie zusätzlich Chemotherapie, dann gab es weniger Nebenwirkungen und die Therapieerfolge waren viel, viel ausgeprägter als mit Chemo oder Fasten allein.

Es hat auch ein paar kleine Studien mit krebskranken Menschen gegeben. Andere laufen derzeit. Was man bisher herausfand: Krebspatienten scheinen das Fasten in Kombination mit Chemotherapie gut zu vertragen. Es geht ihnen oft sogar deutlich besser als mit der Chemotherapie allein. Das liegt wahrscheinlich daran, dass normale Zellen bei Nahrungsentzug auf einen besonderen Modus umstellen: Sie schieben ein Notprogramm an und schützen sich so vor dem Hunger-Stress. Offenbar sind sie auch besser gegen den Chemo-Stress geschützt. Dem Menschen geht es besser. Er verträgt die Chemo besser.

Ganz anders die Krebszellen. Weil sie anders funktionieren als normale Zellen, steht ihnen das Schutzprogramm nicht zur Verfügung. Sie werden durch den Hunger gestresst und sind nun noch anfälliger für die Chemo-Gifte.

Die Wirkungen des dauerhaften oder periodischen Fastens haben wahrscheinlich wenig oder gar nichts mit den gesparten Kalorien zu tun. Bei Krebs und Chemotherapie etwa scheint die erwähnte Stressreaktion, die gesunde Zellen schützt, die aber Krebszellen nicht zur Verfügung steht, eine große Rolle zu spielen. Aber noch etwas anderes ist wichtig: Beim Fasten wird nicht nur die Versorgung mit Kalorien eingeschränkt, sondern auch die mit Substanz, mit Baustoffen, die für das Überleben benötigt werden. Einige Wissenschaftler sprechen deshalb auch lieber von Nahrungsrestriktion anstatt von Kalorienrestriktion. Sie halten also die allgemeine Reduktion der Nährstoffe – oder auch bestimmter Nährstoffe – für den entscheidenden Faktor. Mäuse etwa leben auch mit einer von der Kalorienzahl her normalen Ernährung länger, wenn nur eine der essenziellen Aminosäuren (lebensnotwendige Eiweißbaustoffe, siehe Seite 85) verknappt wird.

Keto zeigt dieselben Effekte wie Fasten

Sollte man also das Proteinangebot zurückfahren? Das ist eine Empfehlung, die man gelegentlich zu hören bekommt. Tatsächlich wächst bei Versuchstieren Krebs langsamer, wenn sie mit weniger Protein oder mit wenig essenziellen Aminosäuren gefüttert werden. Es ist aber sehr, sehr fraglich, ob diese Strategie auf Patienten übertragbar ist und ihnen hilft. Eher sollte man aus genau denselben Gründen, wie wir sie bei Kalorienrestriktion schon genannt haben, sehr, sehr skeptisch sein. Und ein Mangel an essenziellen Aminosäuren kann viele negative Effekte haben: Eine Schwächung des gerade für Krebspatienten besonders wichtigen Immunsystems ist möglich. Auch die Wundheilung könnte beeinträchtigt sein. Und natürlich ist dann auch genereller Proteinabbau und Muskelverlust denkbar.

Aber derselbe Effekt wie bei einer Proteinbegrenzung, also ein langsameres Tumorwachstum, zeigte sich bei Mäusen auch bei einer extrem proteinreichen Ernährung – wenn denn die Kohlenhydrate in der Nahrung reduziert waren. Bei der ketogenen Ernährung wird der Proteinanteil nicht gesenkt, aber auch nicht übermäßig erhöht. Die Kohlenhydrate werden reduziert, stattdessen stammt der Löwenanteil der Kalorien aus Fetten. Die Ketose löst ähnliche Effekte wie echtes Fasten aus, auch sie schützt gesunde und stresst Krebszellen. Die Proteine wirken dem Muskelabbau entgegen und sorgen dafür, dass das Immunsystem nicht zusätzlich geschwächt wird. Insgesamt lassen Tierversuche vermuten, dass die positiven Effekte bei dieser Ernährung mindestens so gut ausfallen wie mit irgendeiner Art von Fasten.

Also: Von klassischem striktem Fasten über viele Tage oder gar Wochen ist streng abzuraten. Das gilt auch für Varianten wie die oft für Krebs propagierte 42-tägige »Breuß-Kur«, bei der neben Tee nur ein halber Liter Gemüsesaft am Tag erlaubt ist. Denn das schwächt den Körper zu stark. Es gibt andere Methoden, mit denen man die Effekte von echtem Fasten auch erzielen kann. Periodisches Fasten kann man probieren, sollte sich dafür aber mit dem Arzt unbedingt abstimmen. Die ketogene Ernährung aber, am besten kombiniert mit regelmäßiger Bewegung, erzielt wahrscheinlich all die positiven Effekte, die alle Formen von Fasten auch zeigen. Sie zieht aber, wenn sie richtig angewandt wird, keinen der problematischen Effekte des Fastens nach sich.

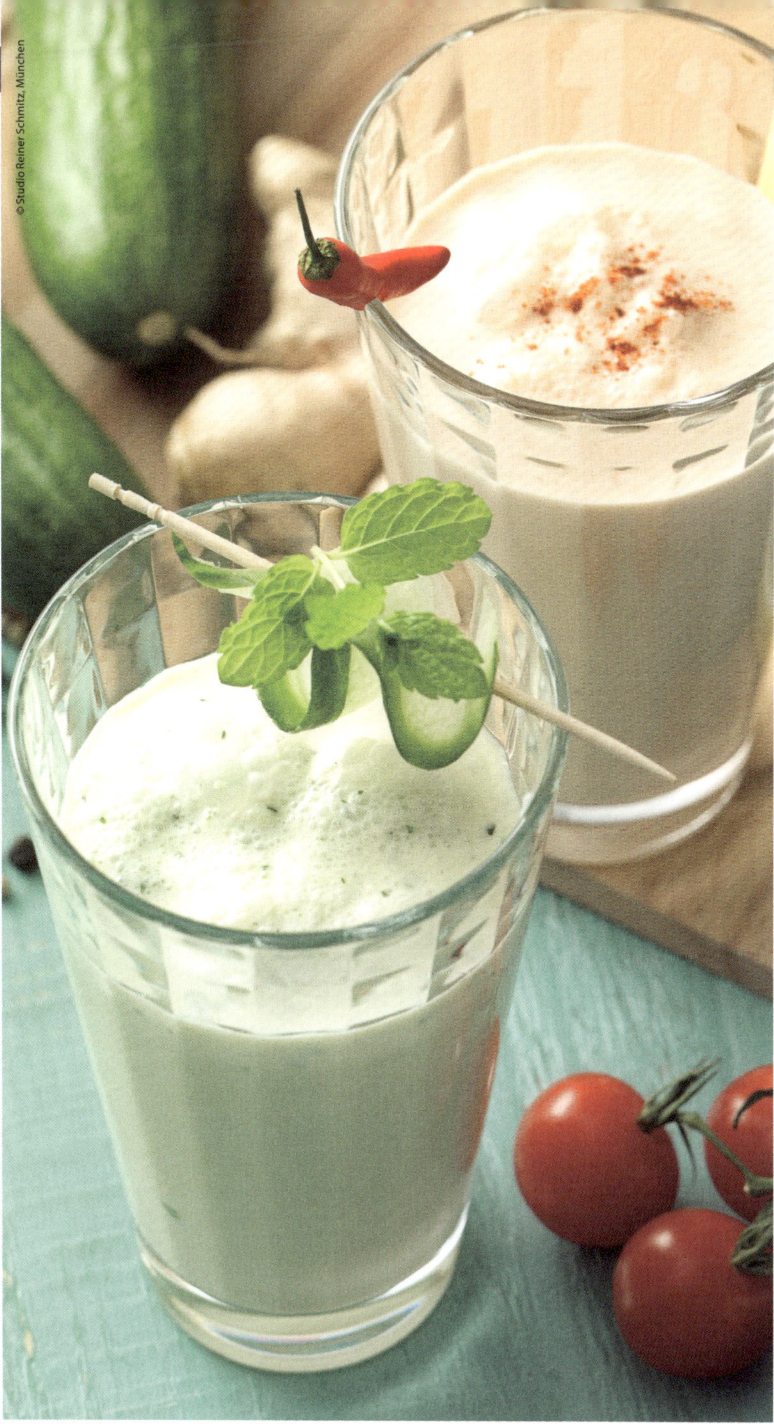

Kapitel 12

Ketone als Medikamente

Wer sich ketogen ernährt, dessen Leber stellt Ketone her. Immer mehr stellt sich heraus, dass diese Moleküle wie Medizin wirken können. Die Leber, die normalerweise Medikamente abbaut, erzeugt also in diesem Falle ein Medikament. Es gibt Hinweise, dass diese körpereigene Medizin bei verschiedensten Krankheiten wirken könnte. Neurologische Leiden wie Epilepsie, Alzheimer, Parkinson, Migräne, Schmerzen, multiple Sklerose gehören dazu, auch Fettleibigkeit, metabolisches Syndrom, Diabetes – also Störungen des Stoffwechsels, die einen Großteil der Menschheit betreffen. Auch bei Asthma, Arthritis, Rheuma, Hepatitis – also krankhaften Entzündungsprozessen – gibt es deutliche Hinweise, dass Ketone für Patienten positive Wirkungen haben könnten. Und bei Krebs.

Es sind die typischen sogenannten »Zivilisationskrankheiten«. Bringt uns unsere moderne, »zivilisierte« Ernährungsweise also in einen nicht normalen, unnatürlichen, ungesunden Zustand eines Ketonmangels? Das kommt auf die Definition von »natürlich« an. Zucker, Weizen, Mais oder Kartoffeln als Grundnahrungsmittel stehen uns erst seit der Entwicklung des Ackerbaus zur Verfügung. Und es war nicht immer selbstverständlich, dass selbst jeder »kleine Hunger zwischendurch« mit einem süßen Snack gestillt werden kann, von süßen Erfrischungsgetränken ganz zu schweigen. Es kommt auch auf die Verarbeitung an. Selbst reine Pflanzenfresser, wie zum Beispiel der Gorilla, können von Früchten und Blättern nur etwa ein Viertel direkt als Zucker und Stärke verwerten. Der Rest wird von der Darmflora zu kleinen Fettsäuren verarbeitet, die dann als Nahrung aufgenommen werden können.

Buttersäure

Die vielleicht wichtigste dieser kurzen Fettsäuren ist die Buttersäure. Ihr wird eine bedeutende Rolle für die Gesunderhaltung der Darmschleimhaut zugeschrieben. Zum einen dient sie ihr als gesunder Nährstoff. Und sie kann, im Gegensatz zu Zucker, nur durch Zellatmung verbrannt werden. Das ist jene Art von effizienter Energiegewinnung, die aggressiven Krebszellen praktisch gar nicht zur Verfügung steht. Zum anderen wirkt sie direkt auf die genetische Information der Schleimhautzellen und sorgt dafür, dass diese im Laufe ihrer Lebenszeit ihren Job ordentlich erfüllen: Dieser Job ist einerseits, gezielt Nährstoffe aus dem Darm aufzunehmen und zum Blutkreislauf zu transportieren. Andererseits hat die Schleimhaut die Aufgabe, für unerwünschte Substanzen undurchlässig zu sein. Dafür müssen die Darmzellen untereinander Kontakt aufnehmen und dürfen keine Zwischenräume zwischen den Zellen erlauben. Deshalb sind sie auch ordentlich wie Steine im Straßenpflaster angeordnet, mit einer Seite zum Darminhalt und der anderen zum Körper. Das ist wichtig, schließlich ist die Darmwand eine Grenze zwischen außen und innen, genau wie die Haut.

Einer der ersten Schritte bei der Entwicklung von Darmkrebs ist der Verlust dieser geordneten Strukturen. Die Zellen verlieren ihre eckige Form und ihre Orientierung. Sie können dann nicht mehr so streng zwischen Außen (Darminhalt) und Innen (Blutkreislauf) unterscheiden. Dadurch verlieren sie die Funktion, Nährstoffe gerichtet aus dem Darm in den Körper zu transportieren und unerwünschten Fremdstoffen den Zutritt zu verwehren.

Lässt man derartige Zellen in einer Petrischale wachsen, kann man erstaunliche Effekte beobachten. Füttert man sie mit Zucker, sind sie rund und ohne Kontakte untereinander, sie sehen aus und verhalten sich wie Krebszellen. Füttert man sie dagegen mit Buttersäure, ordnen sie sich in eine Architektur wie in einer funktionsfähigen Schleimhaut. Aus den Krebszellen werden also wieder mehr oder weniger normale Zellen. Man kann auch beobachten, dass sie ihren »Zuckerhunger« verlieren. Sie nehmen weniger Zucker auf, auch wenn er weiter zur Verfügung steht.

Buttersäure hat also eindeutig positive Wirkungen. Eines der Ketone, die von der Leber hergestellt werden, trägt den Namen Hydroxybuttersäure. Die beiden Moleküle unterscheiden sich nur minimal. Aus diesem Grund haben Wissenschaftler untersucht, ob die Hydroxybuttersäure ähnliche Wirkungen hat wie die Buttersäure. Die Antwort fiel sehr klar aus und lautete Ja. Diese Wirkungen sind zudem äußerst vielfältig. Zum Beispiel, so heißt es in der Mitteilung des Gladstone-Instituts in den USA, wo diese Entdeckung gemacht wurde, hätten die Wissenschaftler »*einen neuen Mechanismus identifiziert, durch den eine bestimmte kohlenhydrat- und kalorienreduzierte Diät – eine 'ketogene Diät' – die Auswirkungen des Alterns aufhalten könnte. Diese fundamentale Entdeckung [...] könnte es eines Tages Wissenschaftlern ermöglichen, Krankheiten des Alters wie Herzkrankheiten, Alzheimer und viele Formen von Krebs zu behandeln oder ihnen vorzubeugen*«.

»Kalorienreduziert« lebte allerdings nur ein Teil der Tiere in diesem Versuch. Die anderen fraßen normal und bekamen zusätzlich das Keton, die Hydroxybuttersäure, injiziert. Bei ihnen zeigte sich, dass die Wirkungen auf dieses Keton zurückzuführen waren und nicht auf die verringerte Kalorienzufuhr. Es war ein deutlicher Hinweis darauf, dass man die positiven Effekte des Fastens auch durch ketogene Ernährung erzielen können sollte und dass die Ketone selbst hier die entscheidenden Stoffe sind.

Wirkung wie ein Krebsmedikament

Hydroxybuttersäure hatte in den Experimenten einen direkten Effekt auf das Erbgut. Sie löste dort Blockaden, die das Ablesen von Erbinformation beeinträchtigen und die oft bei Krebszellen zu finden sind. Schon seit einiger Zeit kennt man andere Substanzen, die die gleiche Wirkung haben. Sie werden HDAC-Inhibitoren genannt, gelten als vielversprechende neue Krebsmittel und werden derzeit intensiv in Versuchen mit Patienten erforscht.

Auch antientzündliche Eigenschaften sind bei der Hydroxybuttersäure bereits nachgewiesen. Solche Ketone sind also nicht nur hervorragende Nährstoffe für unsere Körperzellen. Sie haben auch eine breite medikamentöse Wirkung.

Ketone nehmen also eine zentrale Stellung bei den wichtigsten Grundpfeilern einer gesunden Lebensweise ein: bei Ernährung, Sport – und sogar für die Psyche. Denn auch hier sind sie von Bedeutung. Sie spielen etwa für die Möglichkeit, sich zu entspannen, eine Rolle, denn sie hemmen den Sympathikusnerv. Das ist der Teil des Nervensystems, der für Aufregung, überbordende Aktivität, Unruhe verantwortlich ist. Und Menschen, die sich ketogen ernähren, berichten tatsächlich oft davon, damit deutlich ausgeglichener, entspannter zu sein.

Wenn all das stimmt, warum wird dann so oft vor der »Ketose« gewarnt? Die Nachsilbe »-ose« hört sich vielleicht beunruhigend an – wie Thrombose, Tuberkulose oder Psychose. Allerdings steht »-ose« generell nur für einen Zustand oder einen Prozess, wie zum Beispiel auch in Hypnose, Metamorphose oder Osmose. Eine »-ose« muss also nicht krankhaft sein. Dass die Ketose trotzdem oft als ungesund, gar gefährlich beschrieben wird, liegt wohl ganz schlicht an einer Verwechslung: Ketose klingt ähnlich wie die in der Tat gefährliche Keto*azido*se. Sie kann bei Diabetikern auftreten, aber auch nur dann, wenn sie nicht wie erforderlich Insulin spritzen. Allerdings sind dann die Ketonspiegel um eine Größenordnung höher. Der Organismus hat dann keine Kontrolle mehr, keine Möglichkeit zur Selbstregulation. Die normale Ketose wird vom Körper selbst so reguliert, dass sie ungefährlich und gesundheitsfördernd ist.

Um in gesunde Ketose zu kommen, ist es auch nicht unbedingt nötig, viel Fleisch und tierisches Fett zu essen. Das bestätigen unsere nahen Verwandten, die Orang-Utans: Forscher sind tatsächlich mit Ketostix (speziellen Messstreifen) in den Urwald ausgerückt und haben den Urin analysiert, den die »Waldmenschen« über ihnen aus den Baumwipfeln tröpfeln ließen. Ergebnis: Obwohl sie in freier Wildbahn ausschließlich von Pflanzen leben, ist bei ihnen immer wieder eine »Ketose« gemessen worden.

Kapitel 13

Keto – Quacksalber und Prediger Fehlanzeige

Wer sich ketogen ernährt, senkt Zucker- und Insulinwerte. Am wichtigsten scheinen aber die Ketone zu sein, die der Körper dann bildet.

Handelt es sich bei den Ketonen um eine Wundermedizin? Bei vermeintlichen Wundermitteln muss man immer skeptisch sein, denn meist sind sie in Wirklichkeit fast oder völlig wirkungslos und füllen nur die Taschen von ein paar profitgierigen, skrupellosen Quacksalbern. Doch wer sollte einen unbotmäßigen Profit aus dem medizinischen Potenzial dieser Nährstoffe ziehen? Sie werden vom Körper selber produziert. Sicher würde sich ein Milchbauer, der die Grundlage für die Produktion von Butter und Käse liefert, freuen, mal etwas anderes zu hören als Warnungen vor Cholesterin. Auch die Molkerei, die Ölmühle oder der Mandelhainbesitzer in der Türkei hätten sicher nichts dagegen, wenn ihre Produkte als Ausgangsstoffe körpereigener Medikamente bekannt würden.

Allerdings sind all diese Berufsgruppen bisher nicht als Lobbyisten der ketogenen Ernährung aufgetreten. Es scheint also kaum direktes finanzielles Interesse an den Ketonen zu bestehen. Damit fällt der erste und klarste Grund für einen gesunden Argwohn weg. Es gibt aber noch andere mögliche Interessen, die man berücksichtigen muss, etwa religiöse oder ideologische. Beispielsweise haben die Empfehlungen zu einer veganen Ernährung sehr oft einen weltanschaulichen Hintergrund.

Aber bei den Ketonen hat bislang niemand Religion oder Weltanschauung als treibende Kraft ausmachen können – auch wenn sich die Bezeichnung »Ketarier« langsam verbreitet und Freunde der Steinzeit-Diät sich auch schon einmal als »Paläo-Jünger« bezeichnen. Man kann also sicher nicht ausschließen, dass sich hier gerade auch eine entsprechende Ideologie entwickelt. Das wäre aber schade und kontraproduktiv. Denn es ist gar nicht nötig: Die Fakten sprechen für sich.

Ein Säugling hat keine Weltanschauung, aber ohne die Fähigkeit, Ketone zu bilden und zu verbrennen, würde vor allem seine Hirnentwicklung leiden, wenn er denn überhaupt lebensfähig wäre. Erst später liegt es an uns, ob wir durch unsere Ernährung die Produktion von Ketonen unterdrücken wollen. Erst die permanente Zufuhr von leicht verdaulichen Kohlenhydraten führt zu einer Absenkung der Ketone im Blut auf die heute »normalen« geringen Werte.

Was heute normal ist, war die längste Zeit der Menschheitsgeschichte aber nicht normal. Unsere Vorfahren aßen, was es gab. Häufig kamen sie damit in eine Ketose. Wenn sie längere Zeit nichts zu essen bekamen, fielen sie aufgrund dieses Fastens ebenfalls in diesen Zustand, in dem Ketone Energielieferant Nummer eins sind. Als einzige Keton-Ideologie könnte man tatsächlich die in fast allen Kulturkreisen und Religionen verbreiteten Fasten-Traditionen verstehen. Die Ketone, die dabei produziert werden, sind allerdings nirgends in irgendeinem heiligen Text oder Katechismus zu finden.

Bislang fehlen, anders als bei so manchem sogenannten Wundermittel, also sowohl Ideologie als auch Geschäftemacherei, wenn es um Ketone geht.

Ketone sind auch kein Wundermittel, denn Wunder sind ja unerklärlich. Die Wirkung der Ketone ist aber bereits bis in molekulare Details erforscht. Die ketogene Ernährung ist auch keine Wunderdiät. Sie ist schlicht eine wissenschaftlich begründete, essbare und schmackhafte Strategie für Krebspatienten – und zusammen mit regelmäßiger Bewegung sicher eine der besten Strategien, die es gibt.

Grundlagen der KetoKüche

Was eignet sich konkret für die ketogene Küche? Welche Nährstoffe sind in welchen Lebensmitteln enthalten? Wie viele Kohlenhydrate sind erlaubt? Worin finden sich die besten Fette und Eiweiße?

Was kann man womit kombinieren? Welche Zubereitungsmöglichkeiten sind ideal? Bei welchen Zutaten muss man aufpassen, weil sie einige Kohlenhydrate enthalten oder andere ungünstige Eigenschaften haben? Um all diese Fragen geht es in diesem und auch im folgenden Teil, der sich konkret einzelnen Lebensmitteln widmet. Es wird sehr schnell klar werden, dass ketogenes Kochen und Essen kaum etwas mit Verzicht zu tun hat, sondern eher einen Zugewinn an Zutaten, Aromen, Geschmackserlebnissen bedeutet. Es wird klar werden, dass, wer sich ketogen ernährt, eine beinahe endlose Auswahl an Lebensmitteln und Zutaten hat, egal ob man passionierte Hobbyköchin oder eher Butterbrot- und Tiefkühlkostesser ist.

Es wird auch klar werden, dass ketogene Ernährung, ketogenes Kochen, Zubereiten und das Einkaufen dafür keine Zauberei ist. Und, das wissen wir aus eigener Erfahrung: Es schmeckt und es macht satt.

Nährstoffe, die jeder braucht: Fett, Eiweiß, Mikronährstoffe

Menschen müssen alles, was sie für ihre Energieversorgung und für die Erhaltung des Organismus brauchen, mit der Nahrung aufnehmen. Allerdings kann der menschliche Organismus zusammen mit seinen bakteriellen Mitbewohnern im Darm vieles von dem, was er isst, gezielt nach seinen Bedürfnissen umbauen.

Einige Substanzen kann sich der Körper aber nicht selbst aus anderen Nährstoffen bauen. Diese müssen wir also unbedingt direkt mit der Nahrung aufnehmen. Sie heißen essenzielle Nährstoffe. »Essenziell« kommt zwar nicht von »essen«, aber stimmig ist diese Eselsbrücke schon: Es sind die Stoffe, die wir essen (und trinken) müssen, um keine Mangelkrankheiten zu bekommen.

Essenziell, also unverzichtbar, sind einige Fettsäuren und Aminosäuren. Sie stammen aus den Fetten und Eiweißen von Tier und Pflanze. Der Körper braucht sie, um daraus selbst wieder bestimmte Fettsäuren und Aminosäuren zu bilden, oder er baut sie direkt in seine eigenen Fette und Eiweiße ein.

Ebenfalls über Essen und Trinken müssen die sogenannten Mikronährstoffe in den Körper kommen. Dies sind vor allem Mineralien und viele der Substanzen, die als Vitamine bezeichnet werden; auch sie sind essenziell.

Ganz anders verhält es sich mit den Kohlenhydraten: Zwar braucht der menschliche Organismus Kohlenhydrate, zum Beispiel zur Versorgung der roten Blutkörperchen, die ihre Energie nur aus Zucker gewinnen können, oder um neue Zellbausteine zu bilden. Doch diese Kohlenhydrate kann der Körper ohne Probleme in ausreichender Menge selber herstellen.

Kohlenhydrate sind also keine essenziellen Nährstoffe. Man kann darauf verzichten, sie zu essen.

Kohlenhydrate als Nährstoffe

Mit den Kohlenhydraten als Teil der Ernährung verhält es sich ganz einfach: Alle Körperzellen eines gesunden Menschen können den aus Nahrungskohlenhydraten stammenden Traubenzucker als Energielieferant verwerten. Aber die allermeisten brauchen diesen Zucker nicht unbedingt. Stehen nur wenige Kohlenhydrate zur Verfügung, dann bildet die Leber aus Nahrungsfett oder aus Fettreserven Ketone. Diese werden im Atmungsstoffwechsel der Körperzellen effizient verbrannt und liefern Energie. Die wenigen Zellarten, die unbedingt Zucker brauchen, bekommen ihn, wenn ein Mensch keine Kohlenhydrate isst, aus der Leber. Dort wird, wenn nötig, immer eine ausreichende Menge produziert. Dieser Prozess heißt »Glukoneogenese«.

Die Normalsituation bei Gesunden sieht folgendermaßen aus: Wir essen etwas Kohlenhydratreiches, zum Beispiel Nudeln. Diese Kohlenhydrate aus den Nudeln werden bei der Verdauung zu Traubenzucker abgebaut. Die Zellen der Darmschleimhaut nehmen den Traubenzucker auf und geben ihn ins Blut ab. Deshalb steigt der Zuckerspiegel im Blut an. Daraufhin schüttet die Bauchspeicheldrüse das Hormon Insulin aus. Insulin regt Körperzellen dazu an, den Zucker aus dem Blut aufzunehmen. Deshalb fällt der Blutzuckerspiegel dann rasch wieder.

Einen gesunden Organismus können Zucker – oder Kohlenhydrate, die leicht und schnell in Zucker umgebaut werden – aber auch belasten. Das ist vor allem dann der Fall, wenn man über lange Jahre oftmals am Tage reichlich Kohlenhydrate isst. Denn dann steigen auch öfter am Tag der Blutzucker- und der Insulinspiegel. Doch solche »Blutzuckerspitzen« und »Insulinspitzen« stimulieren einerseits Entzündungen. Andererseits können durch die wiederholten Blutzuckerspitzen die normalen Körperzellen auf das wichtige Signal des Insulins, jetzt Zucker aufzunehmen, oft immer schlechter reagieren. Man nennt dies dann »Insulinresistenz«. Die Folge: Der Blutzuckerspiegel steigt, und immer größere Insulinmengen sind nötig, damit die Zellen genug Zucker aufnehmen können. Reicht die Insulinproduktion nicht mehr aus, entwickelt sich ein »Alterszucker« oder Typ-2-Diabetes.

Das Kohlenhydratrisiko bei Krebspatienten

Bei einer Krebserkrankung braucht der Körper dieselben Nährstoffe wie im gesunden Zustand. Aber Krebspatienten können Kohlenhydrate oft nicht mehr so gut nutzen wie Gesunde. Denn bei ihnen hat sich oft die im vorherigen Abschnitt beschriebene Situation eingestellt: Hohe Blutzuckerwerte, hohe Insulinwerte, aber eine immer schlechter werdende Fähigkeit der normalen Körperzellen, den Zucker aufzunehmen – die Insulinresistenz. Der Tumor dagegen braucht, um weiter Tumor sein zu können, reichlich Zucker. Seine Zellen sind auch in der Zuckeraufnahme nicht vom Insulin abhängig.

Bei Krebspatienten ist die Situation also häufig folgende: Sie essen, vielleicht sogar mit dem Ziel, wieder ein wenig zu Kräften zu kommen, reichlich energiereiche Kohlenhydrate. Doch mit dieser Energie können die gesunden Teile des Körpers aufgrund jener Insulinresistenz wenig anfangen. Nur dem Tumor wird reichlich Energie geliefert. Er nutzt diese, um weiter zu wachsen. Das Abfallprodukt der Vergärung des Zuckers, die er dafür bevorzugt betreibt, ist Milchsäure. Die setzt er in seiner Umgebung frei. Das hilft ihm, weiter in gesunde Teile des Körpers vorzudringen. Und diese Milchsäure wird auch in der Leber in neuen Zucker umgebaut, der wieder ins Blut abgegeben wird.

Nährstoffe, bei denen Krebspatienten sparsam sein sollten

Ein Krebspatient braucht also nicht nur, wie jeder Gesunde auch, keine Kohlenhydrate zu essen. Sie sind für ihn sogar besonders ungünstig. Das ist nicht nur deshalb so, weil sie den Tumor füttern. Entscheidend ist vielmehr, dass sie verhindern, dass der Körper in einen für Krebspatienten viel günstigeren Ernährungsmodus umschaltet. Denn wenn wenige Kohlenhydrate in der Nahrung sind, beginnt die Leber nicht nur den zum Beispiel für rote Blutzellen unbedingt notwendigen Zucker zu produzieren. Sie stellt dann auch Ketone her. Ketone sind hervorragende Energielieferanten für fast alle Körperzellen. Diese sind auch nicht auf das Signal des Insulins angewiesen, um die Ketone aufzunehmen. Deshalb sollten Krebspatienten jene Kohlenhydrate, die zu Zucker abgebaut werden, und natürlich Zucker selbst, weitestgehend meiden.

Nährstoffe, die ein Krebspatient besonders braucht

Ketone kann der Körper aus Fett herstellen. Das passiert zum Beispiel, wenn Menschen fasten: In den ersten paar Tagen wird Muskelmasse abgebaut, weil aus ihr Zucker gewonnen werden kann. Das passiert allerdings nur, weil die Leber die Zeit braucht, um genügend Enzyme für die Herstellung von Ketonen zu produzieren. Stehen diese bereit, dann wird gespeichertes Fett abgebaut und Ketone werden produziert. Zusammen mit dem Fett selbst dienen sie dann als Energielieferanten für Herz, Hirn, Arme, Beine und beinahe alle anderen Organe und Gewebe.

Tatsächlich wurden und werden Krebspatienten immer wieder Fastenkuren empfohlen. Allerdings ist es bei Krebspatienten besonders wichtig, dass sie ihr Gewicht halten. Das gilt zumindest, wenn sie nicht sehr übergewichtig sind; bei starkem Übergewicht mag ein Abbau von gespeichertem Fett wünschenswert sein. Aber Krebspatienten verlieren sehr häufig ohnehin auch ohne zu fasten ungewollt Gewicht. Dabei schmelzen nicht nur die Fettreserven, sondern es kann auch Muskelmasse schwinden. Dies sollte unbedingt vermieden werden. Das ist nur mit einer angepassten Ernährung möglich.

Die Ernährung soll einem Krebspatienten genau das geben, was er oder sie braucht. Bei nicht sehr übergewichtigen Personen heißt das, das Fett, aus dem die Leber Ketone herstellen kann, komplett von außen zuzuführen. Wer sehr übergewichtig ist, kann zur Ketonkörperbildung teilweise auf die körpereigenen Reserven zugreifen und dabei gezielt Fettgewebe abbauen. Zusätzlich sollte der Patient auf ausreichende, aber nicht übermäßige, Eiweißzufuhr achten. Denn ein Tumor bedient sich auf der Suche nach Baumaterial am körpereigenen Eiweiß, und auch der vom Körper selbst hergestellte Zucker stammt zum größten Teil aus dem Abbau von Protein. Muskelmasse wird auch deshalb abgebaut, weil aus ihr die bei Krebspatienten oft in hohen Konzentrationen vorkommenden Entzündungsbotenstoffe hergestellt werden. Das alles kann zu dem bei Krebspatienten nicht seltenen Muskelschwund führen. Wird durch die Nahrung hochwertiges Eiweiß, bestehend aus genau den Bausteinen, die gebraucht werden, zugeführt, kann dieser Verlust ausgeglichen werden.

Wer weniger Kohlenhydrate isst, isst mehr Fett

Eine ketogene Ernährung stellt also den Körper so ein, dass er Ketone produziert, ohne die körpereigenen Reserven zu belasten (auch Fasten ist ja *ketogen*, führt also zur Herstellung von Ketonen, es ist aber keine Ernährungsform). Dafür ist dreierlei notwendig:

1. Kaum Kohlenhydrate essen, denn sonst schaltet der Körper nicht auf Ketonproduktion um.
2. Reichlich Fett essen, denn sonst baut der Körper seine eigenen Fettreserven ab.
3. Ausreichend Eiweiße essen, denn sonst wird der bei Krebs häufige und Patienten sehr schwächende Eiweißabbau nicht ausgeglichen.

Die Ernährungsumstellung, die wir Krebspatienten empfehlen, beinhaltet also wiederum nur dreierlei:

1. Etwas *weglassen*, das selbst der gesunde Körper ohnehin nicht braucht und das einem Tumorpatienten nicht nutzt, sondern schadet: *Kohlenhydrate*.
2. Die *Energiemenge*, die in dem Weggelassenen steckt, ersetzen durch mehr aus einer Nährstoffgruppe, die essenziell selbst für Gesunde wichtig ist: *Fette*.
3. Die *Bausteine*, die sich ein Tumor gerne aus gesunden Zellen holt und die das Immunsystem dringend benötigt, in ausreichendem Maße durch eine andere, auch für Gesunde essenzielle Nährstoffgruppe ersetzen: *Eiweiße*.

Basisnährstoff Fett/Öl

Fette und Öle liefern, wenn man sich kohlenhydratarm ernährt, den Hauptanteil von Kalorien, die der Körper verbraucht. Deshalb muss man, in etwa in dem Maße, wie man Kalorien aus Kohlenhydraten reduziert, zusätzlich Fette zu sich nehmen. Aus ihnen wird dann die Energie für die Aufrechterhaltung aller Funktionen, für Bewegung, Denken, Immunsystem und so weiter, gewonnen.

Viele Körperzellen können Fettbestandteile direkt verbrennen. Zudem werden aus den Fetten Ketone hergestellt, die bei geringer Kohlenhydratzufuhr deren Rolle als Energielieferant der allermeisten Gewebe und besonders des Gehirns übernehmen. Von Krebszellen aber können sie, soweit bislang erforscht, nicht in deren speziellem Stoffwechsel als Energiequelle genutzt werden. Es gibt sehr viele unterschiedliche Sorten von Fetten: tierische, pflanzliche, flüssige, feste, aromatisch schmeckende, geschmacksneutrale, stabile und schnell ranzig werdende. Die Unterschiede kommen durch eine unterschiedliche Zusammensetzung aus den verschiedenen in der Natur vorkommenden Fettsäuren zustande, die Geschmacksunterscheide durch Spuren anderer Stoffe aus Tier oder Pflanze. Die unterschiedlichen Fettsäuren können einerseits direkt in den Körperzellen verbrannt oder erst in Ketone umgebaut und dann verbrannt werden. Andererseits haben sowohl die Fettsäuren selbst als auch die Ketone teilweise auch noch andere Wirkungen auf die Gesundheit und speziell auf bei Krebserkrankungen wichtige Prozesse, zum Beispiel Entzündungen. Die meisten Fette und Öle sind für die ketogene Ernährung geeignet. Ein paar wenige sollte man allerdings eher sparsam einsetzen.

Welche Fette/Öle?

Fett ist nicht gleich Fett. Aber, anders als man es über Jahrzehnte gepredigt hat, sind nicht die allermeisten Fette schädlich, sondern die allermeisten Fette sind entweder unbedenklich oder sogar sehr nützlich. Nur wenige sind wirklich ungesund. Dies sind vor allem die industriell gehärteten Transfette, die in den letzten Jahren zum Glück in den Lebensmitteln, die wir zu kaufen bekommen, immer weniger werden.

Die meisten Fettsorten sind entweder in ihrer Wirkung auf die Gesundheit neutral oder bei ihnen sind sogar deutliche positive Effekte nachgewiesen. Wichtig ist, wie überall im Leben – vom Kartenspielen bis hin zum Aktien-Portfolio – eine gute Mischung. Selbst die allgemein als sehr gesund anerkannten Omega-3-Fettsäuren können im Übermaß wahrscheinlich ihre positiven Effekte wieder einbüßen.

Die richtige Strategie bei einer ketogenen Ernährung lautet deshalb:

1. verschiedene Fett- und Ölsorten einsetzen,
2. sich nach ihren jeweiligen Eigenschaften richten,
3. sorgsam mit diesen Nahrungsmitteln umgehen und auf Frische achten.

So kann man zum Beispiel das beste Pflanzenöl, wenn es viele mehrfach ungesättigte Fettsäuren enthält, ruinieren, wenn man es zu stark erhitzt oder im offenen Topf oder in der Sonne stehen lässt. Man sollte diese Öle gut gekühlt und im Dunkeln aufbewahren. Denn »mehrfach ungesättigt« bedeutet auch: sehr reaktionsfreudig mit Sauerstoff. Die Fettsäuren oxidieren dann und büßen viele ihrer guten Eigenschaften ein, der Geschmack ist nur eine davon.

Andere wertvolle Öle dagegen sind weniger anfällig und auch besser hitzebeständig. In der Tabelle auf Seite 190 findet sich ein Überblick über die Fettarten, die Lagerung der Öle, ihre Haltbarkeit, ihre Rauchpunkte, die angeben, wie stark man sie erhitzen kann, und ihre Verwendungsmöglichkeiten.

Sowohl tierische als auch pflanzliche Fette sind für die ketogene Kost geeignet. Auch gesättigte Fette, vor deren Verzehr lange gewarnt wurde, sind sehr gut verträglich und bergen nach aktuellem Wissensstand keine gesundheitlichen Risiken.

Tierische Fette bestehen nicht, wie immer wieder behauptet worden ist, nur aus gesättigten Fettsäuren. Sie enthalten vielmehr eine gute und für die ketogene Ernährung sinnvolle Mischung aus gesättigten und ungesättigten Fettsäuren. Besonders günstig ist die Zusammensetzung, wenn das Tier artgerecht ernährt worden und das Fleisch unverarbeitet ist. So enthält etwa Fleisch von Rindern aus Weidehaltung mehr Omega-3-Fettsäuren als das von mit Kraftfutter aufgezogenen Tieren (siehe Abbildung 5).

Pflanzliche Fette können, ebenfalls entgegen der landläufigen Meinung, auch viele gesättigte Fettsäuren enthalten. Die können sich sogar für die ketogene Ernährung besonders gut eignen. So haben die sogenannten mittelkettigen Fettsäuren (MCT, von Medium Chain Triglycerides, deshalb oft als MCT-Öle bezeichnet), die in Kokosöl vorkommen, für Krebspatienten besonders günstige Eigenschaften. Sie eignen sich zudem auch für Patienten, die keine funktionsfähige Bauchspeicheldrüse mehr haben, denn für ihre Verdauung sind keine in diesem Organ produzierten Enzyme notwendig.

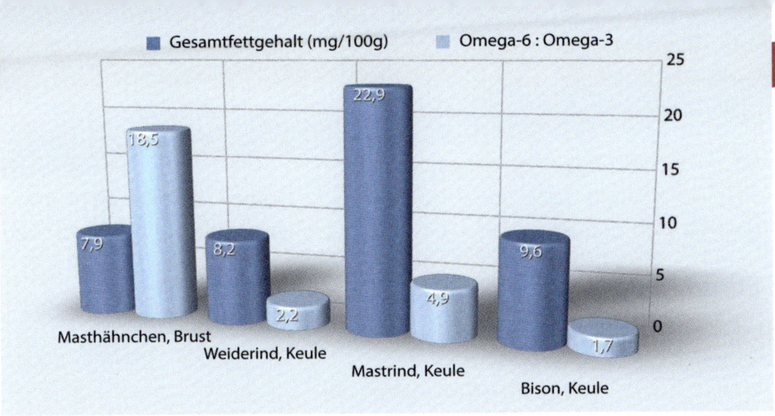

Abbildung 5: Fleisch von Rindern aus Weidehaltung hat ein sehr gutes Verhältnis von Omega-6- zu Omega-3-Fettsäuren und einen Fettgehalt wie Wildfleisch. Auch bei Mastrindern ist das Verhältnis gut, bei Fleisch von Masthähnchen dagegen eher ungünstig. Der Fettgehalt von Weiderindern ist ähnlich zu dem von Wild und Hähnchenfleisch, bei Mastrindern ist er deutlich höher.
Daten aus Rule et al. (2002) J. Anim. Sci. 80:1202.

Für die ketogene Ernährung eignen sich folgende Fette und Öle besonders gut: Das schon erwähnte Kokosöl steht an erster Stelle. Seine mittelkettigen Fettsäuren sind nicht nur gut verdaulich, sie können auch von der Leber besonders gut in Ketone umgewandelt werden. Kokosöl eignet sich auch dann besonders gut, wenn man die Ketose nicht erreicht. Man kann dann einfach mehr Kokosöl (oder gereinigtes MCT-Öl) verwenden. Das führt in der Regel dazu, dass die Ketonproduktion ansteigt.

Butter enthält ebenfalls mittelkettige Fettsäuren (MCT), allerdings weniger als Kokosöl. Dafür finden sich in ihr aber viele andere gesättigte und ungesättigte Fettsäuren. Deren Zusammensetzung ist am günstigsten, wenn die Milch, aus der die Butter hergestellt wird, von Gras fressenden Kühen stammt.

Olivenöl besteht vor allem aus der einfach ungesättigten Ölsäure und enthält im Vergleich zu anderen Ölen nur wenig mehrfach ungesättigte Fettsäuren. Es ist als Basisfett für die ketogene Ernährung sehr gut geeignet.

Rapsöl ist nicht nur eine geschmackliche Alternative zu Kokos- oder Olivenöl. Es hat in seiner raffinierten Form einen relativ hohen Rauchpunkt und ist auch noch aus Gründen, um die es im nächsten Abschnitt geht, ein Spitzenreiter bei den Ölen mit vielen mehrfach ungesättigten Fettsäuren.

Bei mehrfach ungesättigten Fettsäuren, die ja allgemein als sehr gesund angesehen werden, muss man aufpassen, dass sie insgesamt genügend entzündungshemmende Omega-3-Fettsäuren enthalten. Omega-6-Fettsäuren dagegen sind eher entzündungsfördernd. Man muss und darf sie aber nicht ganz weglassen, denn auch sie sind essenziell.

Man sollte schlicht auf ein gutes Verhältnis von Omega-3 zu Omega-6 achten. Ein Verhältnis von 1 zu 10 (Omega-3 zu Omega-6) sollte nicht unterschritten werden. Am besten ist es wahrscheinlich, wenn es zwischen 1 zu 2 und 1 zu 5 liegt. Beim Rapsöl liegt das Verhältnis bei 1 zu 2,4.

Welche Fette und Öle meiden?

Tatsächlich sind gerade manche Pflanzenöle mit reichlich mehrfach ungesättigten Fettsäuren nicht gut geeignet für eine Ernährung bei Krebs. Das liegt an der schon erwähnten Eigenschaft der Omega-6-Fettsäuren, Entzündungen zu fördern. Zu den Ölen mit sehr hohem Omega-6-Anteil gehören so prominente Vertreter wie Sonnenblumen-, Maiskeim- und Distelöl. Sie sollten, wenn überhaupt, nur sparsam zum Einsatz kommen und dann immer mit solchen Ölen, die besonders viel Omega-3 enthalten, ergänzt werden, Leinöl etwa. Wenn möglich, sollten auch Transfette gemieden werden, die bei der industriellen Härtung von Fetten entstehen können. Wie schon erwähnt, ist heute ihr Anteil in den entsprechenden Produkten eher gering. Wenn man für die Zubereitung eines Gerichtes ein Öl sehr hoch erhitzen muss, kann man also durchaus auch einmal auf gehärtetes Palmöl oder raffiniertes Rapsöl zurückgreifen.

Basisnährstoff Eiweiß

Proteine erfüllen im Körper sehr vielfältige Aufgaben. Sie sind unter anderem Energielieferant, Baumaterial, Speicherstoff. Sie fungieren als Enzyme und Signalstoffe und transportieren andere Substanzen gezielt von A nach B. Auch die Antikörper des Immunsystems sind Proteine. Muskeleiweiß kann so abgebaut werden, dass (der in gewissen Mengen ja durchaus unverzichtbare) Traubenzucker entsteht. Bei Krebserkrankungen ist der Proteinverbrauch im Körper meist erhöht. Bei den Patienten wird dann vermehrt Muskeleiweiß abgebaut. Deshalb sollten Krebspatienten darauf achten, genügend Eiweiß zu sich zu nehmen. Es ist aber wichtig, es nicht zu übertreiben, also keine wahren Proteinbomben zu verzehren, schon gar nicht, wenn nicht gleichzeitig reichlich Fett auf dem Teller ist. Denn große Mengen Eiweiß führen einerseits dazu, dass die Leber ihre Ketonproduktion herunterfährt, der Patient danach also nicht mehr in der erstrebten Ketose ist. Andererseits kann der Stoffwechsel von Krebspatienten große Eiweißmengen auf einen Schlag oft nicht verarbeiten, zu viele Abbauprodukte verbleiben im Kreislauf und lösen dann Übelkeit aus.

Welche Eiweiße?

Es gibt viele Quellen für hochwertiges Eiweiß. Hühnereier sind der Klassiker. Sie sind, was ihre Zusammensetzung aus Aminosäuren, den Bausteinen der Proteine, angeht, ideal. Diese Zusammensetzung entspricht bei ihnen ziemlich genau den menschlichen Bedürfnissen. Auch Fleisch und Fisch sind hervorragende Eiweißlieferanten. Milch und Milchprodukte wie Naturjoghurt und Käse liefern ebenfalls gutes Protein. Bei Joghurt sollte man darauf achten, möglichst saure Varianten zu wählen, weil sie weniger Milchzucker als milder Joghurt enthalten. Ebenso enthält Sahnejoghurt weniger Milchzucker als Joghurt mit normalem Fettgehalt. Gute pflanzliche Eiweißquellen sind Soja und Sojaprodukte wie etwa Tofu. Auch hier ist das Eiweiß relativ hochwertig, allerdings ist die Aminosäure-Zusammensetzung schon nicht mehr jene, wie sie etwa im Ei vorliegt. Das gilt noch stärker für Pilze, Bohnen (als grüne Bohnen, sonst zu kohlenhydratreich), Erbsen oder Mangold. Auch Hanfnüsse – die auch ein besonders gutes Fettsäurenverhältnis haben – und die Brennnessel sind gute pflanzliche Proteinquellen. Allerdings eignen sich etwa Mangold und Brennnessel nur als Ergänzung in der Eiweißversorgung. Sie bestehen hautsächlich aus Wasser und Fasern und man müsste schon Unmengen davon essen, um genügend Protein aus ihnen zu bekommen.

Zu Sojaprodukten kann man zusätzlich sagen, dass sie höchstwahrscheinlich Antikrebseigenschaften haben, denn ein Inhaltsstoff der Sojabohne wird von Darmbakterien zu einer Substanz, die nachweislich manche Krebsarten hemmt, umgebaut. Als besonders günstig gelten fermentierte Sojaprodukte wie Miso, Natto und Sojasauce.

Eiweißzufuhr: Auf die Qualität kommt es an

Der Körper kann prinzipiell die Mehrzahl der notwendigen Eiweißbausteine (Aminosäuren) selbst herstellen. Besser ist es jedoch, wenn man diese mit der Nahrung zu sich nimmt. Neun Aminosäuren müssen allerdings unbedingt mit der Ernährung aufgenommen werden. Sie können nicht in unserem Körper hergestellt werden und sind »essenziell«, also unverzichtbar. Je mehr dieser essenziellen Aminosäuren prozentual im verzehrten Gesamteiweiß enthalten sind, umso weniger Gesamteiweiß muss mengenmäßig aufgenommen werden. Es empfiehlt sich entsprechend, für die ketogene Diät Lebensmittel mit einem hohen Gehalt an essenziellen Aminosäuren zu bevorzugen.

Diese essenziellen Aminosäuren sind in der folgenden Liste aufgeführt, dazu jeweils einige kohlenhydratarme Lebensmittel, in denen sie besonders konzentriert enthalten sind.

- **Histidin:** Rindfleisch, Hähnchen, Soja, Lachs
- **Isoleucin:** Erdnüsse, Rindfleisch, Hühnchen, Garnelen, Käse, Walnüsse
- **Leucin:** Erdnüsse, Mandeln, Thunfisch, Hühnchen, Rinderleber, Matjes, Eier
- **Lysin:** Rindfleisch, Hühnchen, Matjes, Eier, Lachs
- **Methionin:** Paranüsse, Fisch, Eier, Rinderleber
- **Phenylalanin:** Soja, Schweinefleisch, Lachs, Eier, Kuhmilch, Walnüsse
- **Threonin:** Papaya, Blattspinat, Rindfleisch, Hühnchen
- **Tryptophan:** Soja, Kakaopulver (Schokolade), Tomaten, Spinat, Lachs
- **Valin:** Thunfisch, Eier, Hühnchen, Käse, Rindfleisch, Lachs

Andere Hülsenfrüchte (außer Soja) wie Linsen, Erbsen, Bohnen, Kichererbsen, und Kartoffeln, ebenfalls reich an essenziellen Aminosäuren, sind für eine ketogene Diät allerdings zu kohlenhydratreich und daher hier nicht aufgeführt.

Die folgenden Lebensmittel enthalten alle essenziellen Aminosäuren

- **Milchprodukte:** Käse, Milchpulver, Frischkäse, Quark
- **Eier:** Huhn, Gans, Ente, Wachtel
- **Fische, Meeresfrüchte:** Hering, Flunder, Krabben, Thunfisch, Karpfen, Scholle, Aal
- **Wurst:** Teewurst, Wiener Würstchen, Fleischwurst, Leberwurst
- **Fleisch:** Lamm, Rind, Leber, Gans, Wildfleisch, Hühnchen
- **Nüsse, Samen:** Soja, Erdnüsse, Paranüsse, Mandeln, Leinsamen, Walnüsse, Hanfnüsse, Kokosnüsse
- **Gemüse:** Brokkoli, Feldsalat, Blumenkohl, Grünkohl, Aubergine
- **Pilze:** Austernpilze

Zusatznährstoff Kohlenhydrate

Bei ketogener Ernährung wird versucht, Kohlenhydrate so weit wie möglich wegzulassen. Allerdings gilt das nur für die sogenannten »verwertbaren« Kohlenhydrate, also vor allem Zucker, Traubenzucker, Milchzucker und Stärke. Sie lassen, je nachdem wie stark sie verarbeitet sind, den Blutzucker unterschiedlich stark ansteigen. Sie sorgen so für die nicht erstrebenswerten »Insulinspitzen«.

Andere Kohlenhydrate sind für menschliche Enzyme praktisch gar nicht verdaulich, sie wirken also als Ballaststoffe. Im Zuge einer ketogenen Ernährung können solche »nicht verwertbaren« Kohlenhydrate durchaus verzehrt werden. Für die Bakterien in unserem Darm sind sie ein wichtiger Nährstoff. Wenn diese die Kohlenhydrat-Ballaststoffe abbauen, bleibt kein Zucker übrig, sondern Fettsäuren. Diese sind noch kürzer als etwa die aus Kokosöl. Sie versorgen die Zellen der Darmwand einerseits mit Energie und wirken dort andererseits als Signalmoleküle. Sie haben, soweit bekannt, fast durchweg positive Effekte auf die Gesundheit.

Bei diesen für den Menschen selbst *unverdaulichen Kohlenhydraten*, den Ballaststoffen, kann jeder ausprobieren, was ihm oder ihr bekommt. Weil sie von Bakterien verwertet werden und dabei Gase wie Kohlendioxid, Methan oder Wasserstoff entstehen, kann es vor allem, wenn der Darm noch nicht an sie gewöhnt ist, zu verstärkten Blähungen kommen. Man muss natürlich auch gleichzeitig darauf achten, wie viele von den verwertbaren Kohlenhydraten die entsprechenden Nahrungsmittel enthalten. Ein bekanntes Beispiel ist die Topinamburknolle: Sie enthält überwiegend einen Ballaststoff namens Inulin, der von Darmbakterien zu Propionsäure und Buttersäure umgewandelt wird. Sie enthält aber auch verwertbare Kohlenhydrate, bis zu 4 Gramm pro 100 Gramm. Wie viel von den *verwertbaren Kohlenhydraten*, also vor allem Zucker und Stärke, man bei der ketogenen Ernährung essen kann, ist individuell unterschiedlich.

Wichtig ist, dass man nicht komplett auf sie verzichten muss. Null Kohlenhydrate in der Nahrung wären zwar, wie schon erwähnt, für den menschlichen Körper kein Problem. Aber es ist nicht nötig, null Kohlenhydrate zu essen. Das ist einer der Gründe, warum ketogene Ernährung auch in der Praxis relativ leicht umzusetzen ist: Man kann durchaus Lebensmittel verwenden, in denen ein paar Kohlenhydrate enthalten sind. Das erweitert die Auswahl und die Variation ungemein, im Vergleich zu einer Ernährung, für die wirklich »null Kohlenhydrate« Vorschrift wäre.

In vielen der besten ketogenen Lebensmittel (Nüsse, Sahne, Eier etc.) sind auch ein paar wenige Kohlenhydrate enthalten, manchmal sogar reiner Zucker, etwa in dunkler Schokolade mit einem Kakaoanteil von weniger als 99 Prozent.

Welche Kohlenhydrate?

Bei den vom Menschen selbst verwertbaren Kohlenhydraten wie Zucker und Stärke gibt es genau drei Auswahlkriterien hinsichtlich der sie enthaltenden Lebensmittel:

1 Wo ist möglichst wenig von ihnen enthalten? Mandeln zum Beispiel gehören in der Gruppe »Samen und Nüsse« zu den Nahrungsmitteln, mit denen viele vertraut sind, die aber auch vergleichsweise wenige Kohlenhydrate enthalten.

2 Welche Lebensmittel sind für die ketogene Ernährung so wertvoll, dass man die wenigen pro Tag und Mahlzeit erlaubten Kohlenhydrate am besten aus ihnen zu sich nehmen sollte? Heidelbeeren und Himbeeren etwa enthalten durchaus ins Gewicht fallende Mengen Zucker, haben aber andere, vermutlich auch bei Krebs wirksame Inhaltsstoffe und befriedigen den Appetit auf Obst. Wer sie mag, kann sie essen, allerdings in geringen Mengen, in diesem Falle nicht mehr als etwa 25 bis 50 Gramm pro Portion.

3 Worauf kann und will man auf keinen Fall verzichten? Wer zum Beispiel für seine Lebensqualität täglich einen Espresso mit einem Würfel Zucker oder ein kleines Bier braucht, muss dann eben anderswo ein wenig mehr an den Kohlenhydraten sparen.

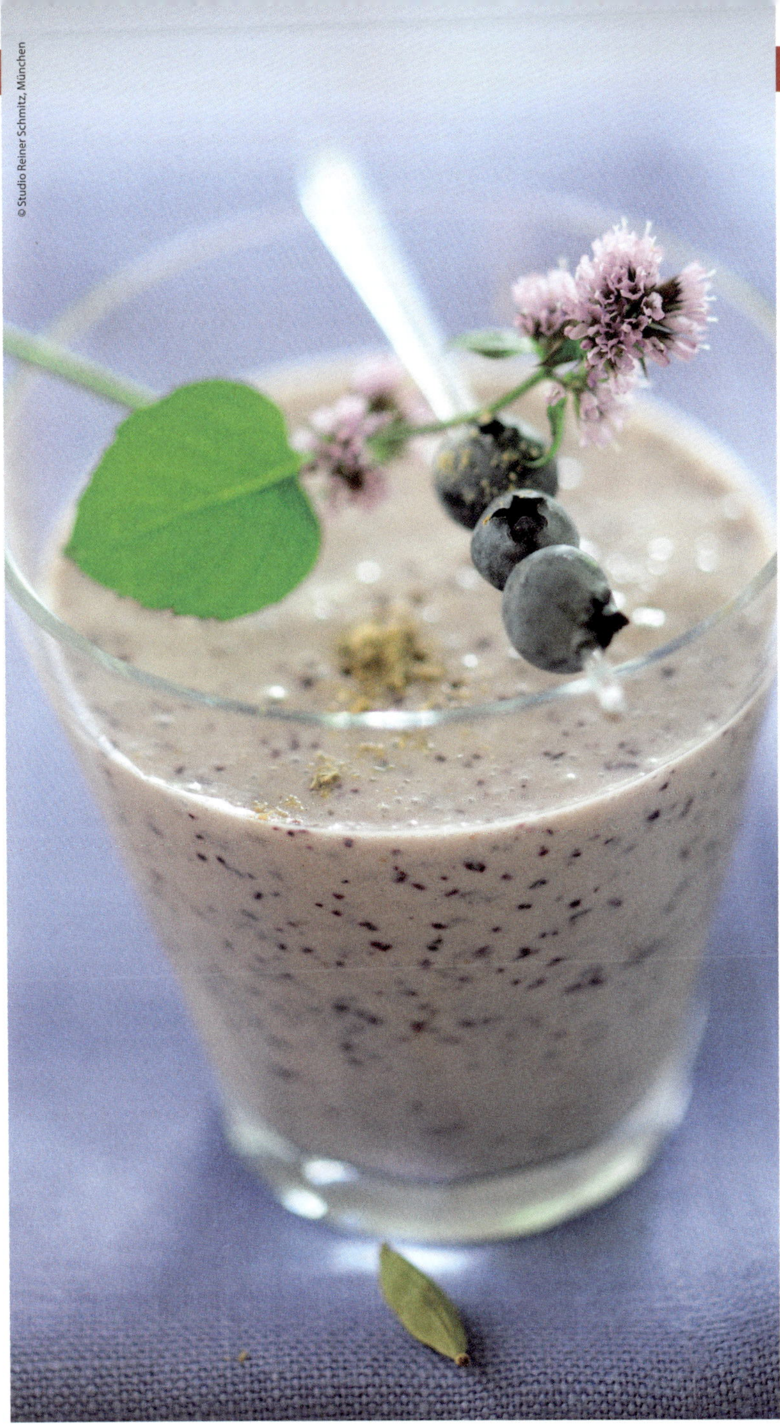

Ketogene Lebensmittel – Fettlieferanten, Eiweißquellen, Kohlenhydratersatz

Bei der ketogenen Ernährungsform geht es darum, möglichst wenige Kohlenhydrate zu essen und stattdessen vor allem Fett. Wie kann das in der täglichen Praxis funktionieren?

Viele Patienten erleben es als sehr bereichernd und bestärkend, sich mit aller Energie dem Thema und der Aufgabe zu widmen. Sie machen die ketogene Küche zu einer wahren Kunstform. Das Lernen und Erwerben neuer Kenntnisse, das Ausprobieren, das Experimentieren, das Spiel mit den vielfältigen Wahlmöglichkeiten, all das kann sehr viel Spaß und Freude bereiten. Noch mehr Anreiz kann zusätzlich die Kommunikation mit Gleichgesinnten bieten. Es wird aber auch Patienten geben, die sich nicht so sehr für die Wunder der Küche interessieren, und die vor allem eines wollen: So normal und so gewohnt wie möglich essen. Diese Patienten möchten vielleicht nicht auf ihr Butterbrot verzichten, oder ihre Leibspeise ist Pizza. Oder sie können sich einen Tag ohne etwas Süßes nicht vorstellen.

Vielleicht hat man auch einfach keine Zeit und keinen Nerv, sich neben Alltag und Krankheit auch noch ausgiebig der Zubereitung von Essen zu widmen. Entsprechend haben wir diesen Teil des Buches, und auch den Rezeptteil, so gestaltet, dass sich möglichst allen diesen unterschiedlichen Gruppen von Patienten die Möglichkeit bietet, es mit der ketogenen Ernährung zu probieren. Es gibt raffinierte Varianten, ein Keto-Gericht zuzubereiten, es gibt aber auch ganz einfache Möglichkeiten. Eiweißbrot etwa ist heute bei vielen Anbietern erhältlich. Es schmeckt deutlich aromatischer als der Klassiker aus Schrot und Korn, und zum Beispiel mit Butter und Käse werden zwei, drei Scheiben davon zu einer optimalen Keto-Mahlzeit. Auch sehr kohlenhydratarmen Pizzateig kann man als Fertigprodukt bekommen, das man nach Wahl belegt und backt. Ähnliches gilt für viele Süßigkeiten, Kuchen und süße Nachspeisen.

Egal, ob man selbst kocht und zubereitet oder sich eher auf das, was schon ziemlich fertig im Regal oder der Kühltruhe liegt, verlässt: Wichtig ist, dass das, was man isst, reichlich gutes Fett enthält. Deshalb beginnen wir hier mit den besten Fettlieferanten für die ketogene Ernährung.

Die besten Fettlieferanten

Bei der ketogenen Ernährung liegt ein Schwerpunkt auf einem hohen Fettanteil der Nahrung, der die Kohlenhydratkalorien ersetzt. Selbst wenn das zu Beginn etwas ungewohnt erscheint, muss man in den Speiseplan viel Fett einbauen. Immer wieder fragen Patienten, warum sie nicht in die Ketose kommen, obwohl sie doch kohlenhydratarm essen. Hier stellt sich immer heraus, dass sie die Kohlenhydrate eher durch Eiweiß als durch Fett ersetzen und so zu viel Eiweiß und viel zu wenig Fett essen. Damit kommt man nicht in die Ketose. Doch um ausreichend Fett zu essen, muss man die Gerichte gar nicht in Öl ertränken oder Speck pur essen. Es gibt verschiedene fettreiche und leckere Lebensmittel, die für Abwechslung auf dem Speisezettel sorgen. Unsere erprobten Favoriten haben wir im Folgenden aufgelistet. Bei jedem Lebensmittel sind am Ende weitere wichtige Inhaltsstoffe angegeben, dazu das Verhältnis von Eiweiß zu Fett zu Kohlenhydraten, EFK, in Gramm pro 100 Gramm verzehrbarem Anteil. Die Avocado etwa hat ein EFK von 1,9 zu 23,5 zu 0,4, das bedeutet in 100 Gramm frischer Avocado sind 1,9 Gramm Eiweiß, 23,5 Gramm Fett und nur 0,4 Gramm verwertbare Kohlenhydrate. Der Rest der 100 Gramm sind bei den meisten Lebensmitteln vor allem Wasser, aber auch Ballaststoffe.

Die EFK-Angaben in diesem Buch stammen überwiegend aus Quellen, die auf dem Bundeslebensmittelschlüssel basieren, zum Beispiel aus dem Buch »Große Nährwerttabelle« von Gräfe und Unzer oder der Internetplattform »Interaktive Nährwertanalyse« der Universität Hohenheim.

Avocado

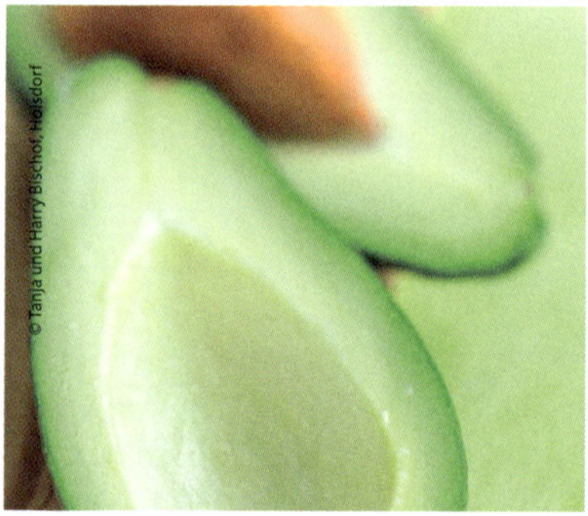

An Obst muss in der ketogenen Küche eigentlich gespart werden. Es gibt aber ein paar kleine Ausnahmen – und eine große: Die Avocado gehört botanisch gesehen zum Obst, und man kann sie durchaus auch ganz ähnlich wie etwa Apfel oder Birne verwenden. Gewürfelt und mit frischem Zitronensaft beträufelt eignet sie sich zum puren Genießen oder als Hauptzutat eines Obstsalates, den man zum Beispiel mit ein paar Beeren und Papayascheiben abrundet und mit Sahnejoghurt oder mit Lein- oder Kokosöl verrührtem Quark essen kann. Das klingt alles nicht nach besonders viel Fett, aber tatsächlich sind Avocados voll davon, in ihnen sind auch jede Menge Mineralstoffe gebunden, sie enthalten aber kaum Kohlenhydrate. Die Frucht, die auch den Beinamen »Tropenbutter« verpasst bekommen hat, besteht zu 23,5 Prozent aus Fett. Dessen Hauptbestandteile sind die schon im Zusammenhang mit Olivenöl gelobte Ölsäure und die gesättigte Palmitinsäure. Beide sind hervorragend für die ketogene Ernährung geeignet. Auch der hohe Kaliumgehalt ist eine sehr wünschenswerte Eigenschaft. Denn bei ketogener Ernährung wird vermehrt Kalium über die Nieren ausgeschieden. Deshalb ist es gut, wenn es über die Nahrung auch vermehrt nachgeliefert wird. Ein kulinarischer Vorteil der Avocado ist ihr relativ dezenter Eigengeschmack, gepaart mit dem Geschmacksträger Fett. Sie kann also, je nachdem, welche weiteren Zutaten verwendet werden und wie man würzt, in die unterschiedlichsten Geschmacksrichtungen getrimmt werden, ohne dass dabei ein dominanter Eigengeschmack in die Quere kommt.

- *Das Plus: Kalium, Zink, Kupfer, Mangan, Fluor, Flavonoide, etwas Cholin*
- *EFK: 1,9; 23,5; 0,4*

Macadamianuss

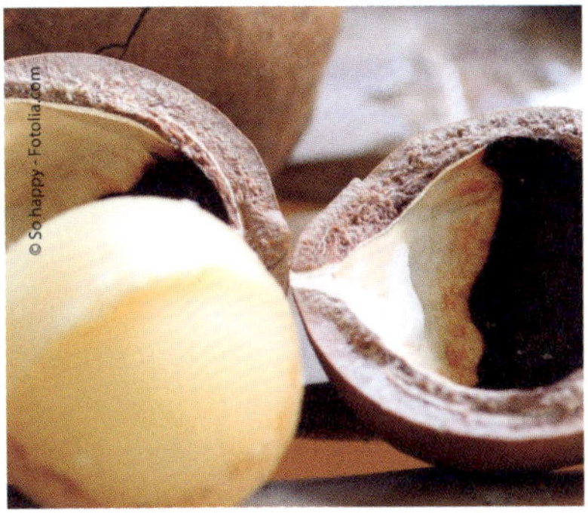

© So happy - Fotolia.com

Diese Nuss hat die absolute Mehrheit. Sogar die Dreiviertelmehrheit. Sie kommt auf 76 Prozent – Fettanteil. Auch als »Königin der Nüsse« bezeichnet, eignet sie sich pur oder gesalzen als Snack. Aber auch gehackt oder gemahlen ist sie als Zutat in Salaten, Müslis, Saucen, Teigen oder Pfannengerichten roh oder geröstet sehr variabel einsetzbar. Sie liefert zusätzlich reichlich Eiweiß, hat relativ wenige Kohlenhydrate und schmeckt hervorragend. Ihre Fett-Hauptkomponenten sind Ölsäure, Palmitoleinsäure (beide einfach ungesättigt) und Palmitinsäure (gesättigt). Die Macadamianuss ist reich an Kalium (warum das gut ist, siehe Avocado) und enthält zudem das in einheimischen Nahrungsmitteln eher seltene Selen (auch Paranüsse sind gute Fett- und Selenlieferanten) sowie Mangan, Kupfer, Zink und das unter anderem für Nervensystem und Leber wichtige Cholin.

- *Das Plus: Magnesium, Kalium, Selen, Fluor, Mangan, Kupfer, Zink und Cholin*
- *EFK: 7,3; 76,5; 0*

Kokosnuss, Kokosmilch, Kokosöl

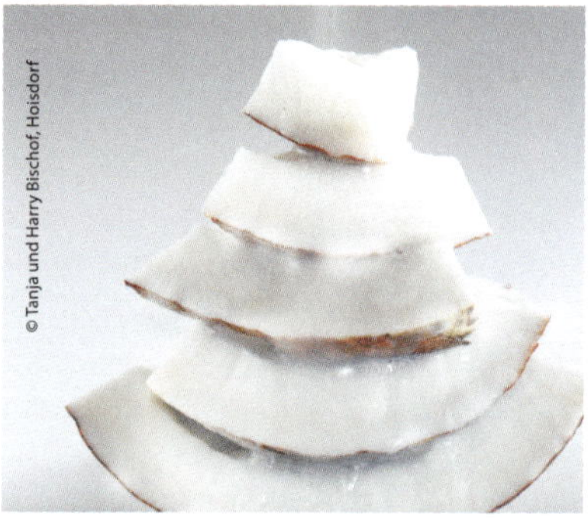

Kokosnüsse kann man in Stückchen frisch oder getrocknet wie Chips zwischendurch essen oder auch geraspelt zum Kochen oder als Zutat für Gebäck und Süßspeisen verwenden. Diese »Nuss« ist botanisch gesehen eigentlich eine Steinfrucht, allerdings eine ziemlich fettreiche. Wie bereits erwähnt, wartet die Frucht mit dem Vorteil eines hohen MCT-Ölgehaltes auf. Diese gesättigten Fettsäuren sind kürzer als die Ölsäure oder Palmitinsäure. Die Leber wandelt sie sehr schnell zu Ketonen um. Dadurch wird die Ketose verstärkt. Kokosprodukte versorgen den Körper zudem mit Kalium, Mangan, Zink und Selen. Kokosmilch oder Kokossahne kann man Suppen hinzufügen oder damit Süßspeisen verfeinern. Das reine Kokosfett ist ausgezeichnet geeignet zum Braten und Kochen und Verfeinern von Gebäck und Süßspeisen. In der ketogenen Küche gehört es zu den Basisfetten. Man kann es in gut sortierten Supermärkten oder in Naturkostläden kaufen, auch Kokosflocken, -raspel und -chips. Wirklich frische Kokosnüsse sind, wenn man beim Einkauf eine solche ergattert und sie aufbekommt, ein Genuss. Oft enthalten die den halben Einkaufsbeutel ausfüllenden Früchte aber dann enttäuschend wenig Fruchtfleisch. Bei Kokosprodukten kann man aber bedenkenlos auf getrocknete Flocken und abgefülltes Fett zurückgreifen, da die Öle sehr stabil sind. Auch Kokoswasser gibt es im Handel. Es enthält ebenfalls reichlich Mineralien, aber auch etwa 5 Gramm Zucker pro 100 Milliliter.

- *Das Plus: Kalium, Eisen, Mangan, Zink, Selen, etwas Cholin*
- *EFK: 3,9; 36,5; 4,8*

Hering, Matjes, Sardinen in Öl

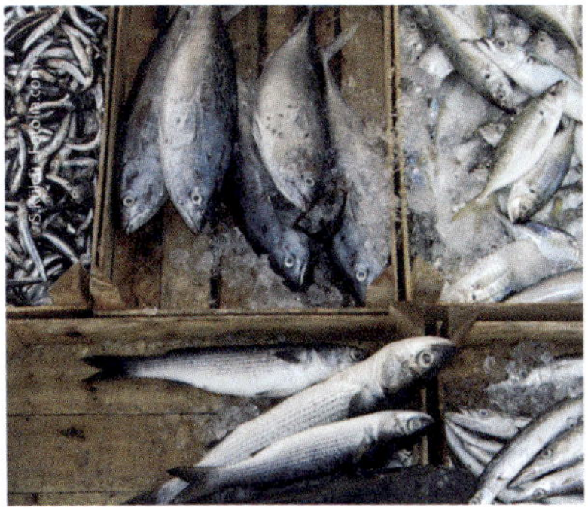

Fetter Meeresfisch in Öl eingelegt ist eine optimale Kombination aus Fett und Eiweiß, als schneller Imbiss auch direkt aus der Dose zu essen. Falls der Fisch in Sonnenblumenöl eingelegt wurde, sollte man das Öl allerdings nicht auslöffeln (Sonnenblumenöl enthält relative viele entzündungsfördernde Omega-6-Fettsäuren). Gerade Sardinen werden aber in der Regel in Olivenöl eingelegt, das man natürlich mitessen kann. Bei Sardinen gibt es sehr hochwertige Produkte, sogenannte Jahrgangssardinen, wo möglichst der gesamte Doseninhalt verspeist werden sollte. Die fetten Meeresfische haben ein gutes Fettsäurenprofil mit vielen Omega-3-Fettsäuren, die vom Körper bestens verwertet werden können. Natürlich ist auch frisch gekaufter oder eingefrorener Fisch geeignet. Fertig gekaufter, angemachter Matjessalat kann allerdings relativ viele Kohlenhydrate enthalten. Auch Lachs und Makrelen sind fettreich. Die fetten Meeresfische versorgen uns zusätzlich mit Vitaminen oder Mineralien wie Eisen sowie Spurenelementen wie beispielsweise Selen oder Jod. Auch manche Süßwasserfische, etwa Wels (Waller) und Aal sind sehr fettreich.

- *Das Plus: Omega-3-Fettsäuren, Vitamin B_{12}, Eisen, Selen, Cholin*
- *EFK für Hering in Öl: 14,3; 31,3; 0,*
  EFK für Ölsardinen: 15,2; 23,1; 0

Butter

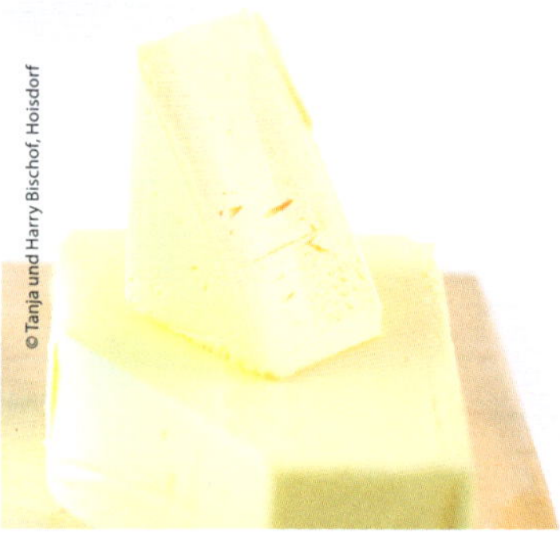
©Tanja und Harry Bischof, Hoisdorf

Butter enthält wie Kokosöl die ketofördernden mittelkettigen MCT-Fette, jedoch in etwas geringerer Menge als Kokosfett. Hauptsächlich sind in Butter die gesättigte Palmitinsäure und verschiedene einfach ungesättigte Fettsäuren enthalten. Dazu kommen leicht verdauliche, kleinere Fettsäuren, sogenannte kurzkettige Fettsäuren. Zusätzlich sind im Milchfett und damit auch in der Butter eine Vielzahl anderer Fettsäuren enthalten, auch Omega-3-Fettsäuren. Die genaue Zusammensetzung hängt von der Fütterung und der Haltung der Kühe ab. Frische Butter von Tieren, die auf der Weide gehalten werden und Gras oder Heu fressen (zum Beispiel aus dem Allgäu, aber auch aus Irland), hat ein perfektes Fettprofil. Greenpeace allerdings hat einmal als »Weidebutter« titulierte Produkte analysiert und teilweise Fettsäurenwerte gefunden, die bei rein mit Gras gefütterten Tieren unmöglich sind. Man sollte versuchen, sich konkret zu informieren und sich einen Produzenten aussuchen, dem man begründetes Vertrauen entgegenbringen kann (Informationsquellen sind u. a. Verbraucherzentralen, Ökotest, Stiftung Warentest). Das klassische Butterbrot, hier in Form einer Scheibe kohlenhydratarmem Eiweißbrots mit viel Butter bestrichen, ist durchaus zu empfehlen. Wer es mag, kann Butter aber auch einfach so oder auf Käse gelegt essen oder als Kräuterbutter zusammen mit Gemüse, Fleisch oder Fisch verzehren. Butter eignet sich auch sehr gut zum ganz sanften Braten oder Dünsten von empfindlichen Lebensmitteln. Es besteht durch den Verzehr von Butter kaum Gefahr, die Cholesterinwerte negativ zu beeinflussen.

- *Das Plus: kurzkettige und MCT-Fette, Vitamin A*
- *EFK: 0,7; 83,2; 0,6*

Sahne

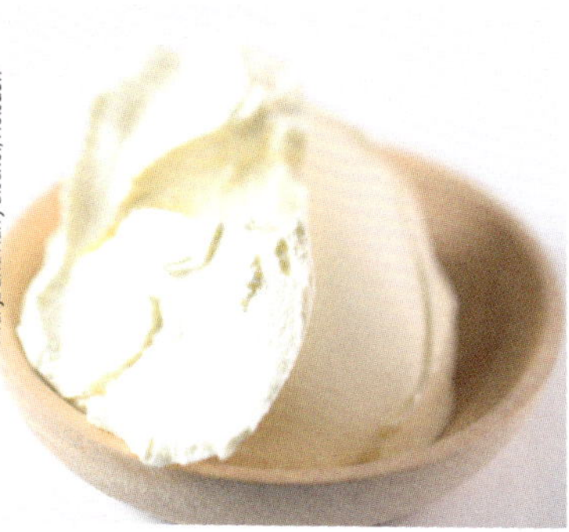

© Tanja und Harry Bischof, Hoisdorf

Überall da, wo man früher vielleicht Milch verwendet hat, kann man Sahne einsetzen. Denn Milch enthält zu viele Kohlenhydrate (Milchzucker) und zu wenig Fett. Sahne eignet sich für den Kaffee, in Suppen, Saucen und Shakes. Man kann sie aber auch in Sahnequark hineinrühren und damit dessen Fettgehalt weiter steigern oder in Kombination mit Geliermitteln wie entweder Gelatine oder Agar-Agar zu Süßspeisen (gesüßt mit Süßstoff, Stevia, Zimt und Ähnlichem) verarbeiten. Sahne gibt es in unterschiedlichen Fettstufen, am gängigsten ist die Sorte mit mindestens 30 Prozent Fett. Konditorsahne hat einen Fettanteil von 37 Prozent, und manchmal findet man sogar Produkte mit 42 Prozent Fettanteil. Bei uns leider nur schwer zu bekommen ist die englische Spezialität »Clotted Cream«, ein fester Streichrahm mit 55 Prozent Fett. Bio-Sahne, am besten von grasgefütterten Tieren, ist genau wie Butter eine Quelle für kurzkettige und MCT-Fette und liefert dem Körper bestimmte fettlösliche Vitamine, hauptsächlich Vitamin A.

- *Das Plus: kurzkettige und MCT-Fette, Vitamin A*
- *EFK: 2,5; 30; 3,2*

Mascarpone

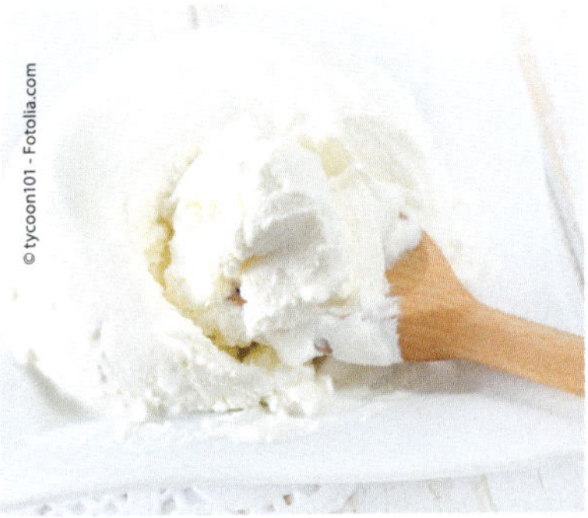
© tycoon101 - Fotolia.com

Mascarpone wird aus Sahne hergestellt. Die Technik ist ähnlich wie bei der Herstellung von indischem Frischkäse (Paneer) aus Vollmilch. Die Sahne wird erhitzt, mit Zitronensäure versetzt und dadurch eingedickt, die Molke wird abgesiebt. Mascarpone ist als Grundlage für viele Cremes und Süßspeisen geeignet, man kann damit aber genauso gut pikante Speisen oder Saucen abrunden. Wer es mag, kann sie auch pur löffeln. Mascarpone gibt es in verschiedenen Fettstufen. Der Fettgehalt liegt im Bereich von hochfetter Sahne, die Fettzusammensetzung ist ähnlich.

- *Das Plus: kurzkettige und MCT-Fette*
- *EFK: 4,6; 47,5; 3,6*

Käse

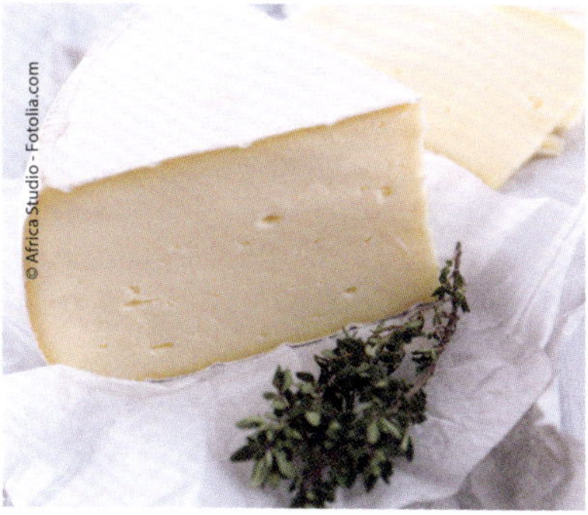

Käse punktet sowohl mit einem hohen Fett- als auch Eiweißgehalt, von extrem fettarmen Magerkäsen wie zum Beispiel Harzer Käse oder Hirtenkäse einmal abgesehen. Er enthält zudem normalerweise fast gar keine Kohlenhydrate. Was für Butter und Sahne gilt, trifft auch auf Käse zu: Hergestellt aus Milch von Tieren aus Weidehaltung, nur mit Gras und Heu gefüttert, ist Käse am besten. Dann enthält er besonders günstige Fettsäuren. Guter fetter Bergkäse oder 60%iger Camembert bereichern nicht nur jede Mahlzeit, sondern man kann sie bei Bedarf auch unterwegs kaufen und aus dem Papier essen. Er lässt sich als Snack auch mit Nüssen und Mandeln kombinieren und eignet sich – mit ein wenig Obst oder pur, auch als Dessert. Neben Fettsäuren und Eiweiß liefern verschiedene Käsesorten viele Mineralien: Parmesan und andere Hartkäse enthalten zum Beispiel sehr viel Kalzium.

- *Das Plus: Mineralien wie Kalzium und Zink, gutes Fettsäurenprofil*
- *EFK je nach Sorte, zum Beispiel für Parmesan 32,3; 34,8; 0; für Camembert (60 % Fett i. Tr.): 17,9; 34; 0*

Teewurst, feine Leberwurst

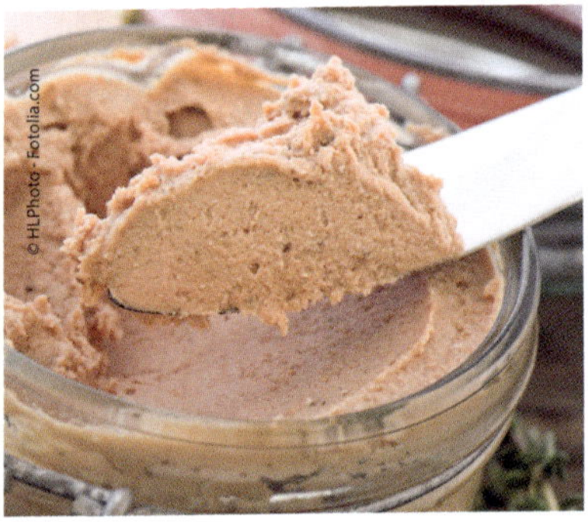

Teewurst ist eine besonders fetthaltige Streichwurst aus Schweinefleisch, Speck und Gewürzen. Traditionell hat sie einen Fettanteil von 30 bis 40 Prozent. Leberwurst besteht meist ebenfalls aus Schweinefleisch und Speck, sie enthält jedoch zusätzlich noch 10 bis 30 Prozent Leber. Ihr Kohlenhydratgehalt ist deshalb etwas höher als der von Teewurst, denn in der Leber ist reichlich tierische Stärke, das sogenannte Glykogen, gespeichert. Beide Wurstsorten ergeben auf Eiweißbrotscheiben eine hervorragende und sättigende »Wurststulle«. Sie eignen sich auch einfach mit einem Teelöffel direkt aus der Pelle gegessen als fett- und eiweißreiche Zwischenmahlzeit.

- *Das Plus: hoher Anteil essenzieller Aminosäuren, Vitamin B_1 (Teewurst) und Vitamin B_{12}, andere B-Vitamine, Vitamin A und Retinol (Leberwurst)*
- *EFK für Teewurst: 14,4; 34,8; 0,2*
- *EFK für Leberwurst: 15,2; 29,4; 1,5*

Dunkle Schokolade ab 85 Prozent Kakaoanteil

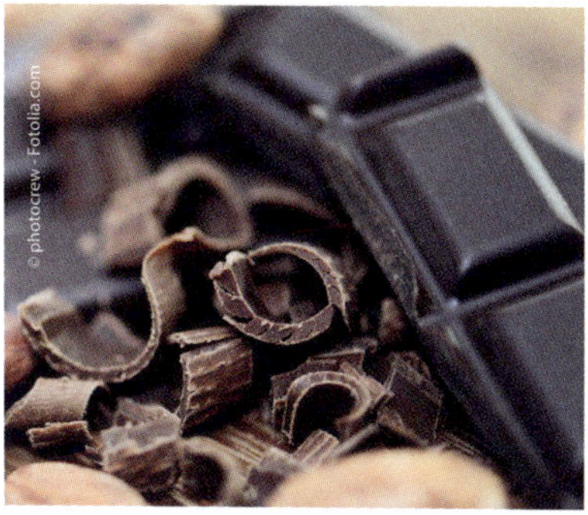

An den Geschmack von dunkler Schokolade muss man sich möglicherweise erst gewöhnen. Sie schmeckt nur wenig süß, dafür kommt das Kakaoaroma umso deutlicher zum Tragen. Dunkle Schokolade liefert mit der Kakaobutter viel Fett, vor allem gesättigte und einfach ungesättigte Fettsäuren, aber kaum mehrfach ungesättigte Fettsäuren. Man kann sie zwischendurch pur naschen, als warme Schokolade (50 Milliliter Sahne und 25 Gramm Schokolade) mit einem Sahnehäubchen und Gewürzen trinken oder in Kuchen oder Nachtischen wie zum Beispiel Mousse au Chocolat verwenden. Hochwertige dunkle Schokolade schmeckt trotz des hohen Kakaoanteils weder strohig noch bitter. Inzwischen ist eine Vielzahl hochprozentiger dunkler Schokoladen mit 85 und mehr Prozent Kakaoanteil erhältlich, den individuellen Favoriten kann man im Selbstversuch ermitteln. Je höher der Kakaobutteranteil, umso cremiger wird die Schokolade. Gute Sorten enthalten nur 10 bis 20 Gramm Kohlenhydrate pro 100 Gramm, zum Vergleich: Vollmilchschokolade hat im Schnitt 56 Gramm Kohlenhydrate pro 100 Gramm. Kakao und Schokolade liefern neben Fett und Eiweiß in geringem Umfang auch andere wertvolle Inhaltsstoffe wie einige Vitamine, beispielsweise Vitamin E, oder sekundäre Pflanzenstoffe. Bekannt ist dunkle Schokolade auch wegen ihrer blutdrucksenkenden Wirkung, die schon dann auftritt und gemessen wurde, wenn nur ein Stückchen davon regelmäßig gegessen wird.

Vorsicht: Nicht jede »dunkle« Schokolade hat automatisch wenig Zucker, deshalb (wie auch sonst) immer auf die Nährwertangaben achten.

- *Das Plus: Vitamine, Mineralien, Tryptophan, sekundäre Pflanzenstoffe*
- *EFK: ist abhängig von der Marke und dem Kakaoanteil und kann hier nicht angegeben werden*

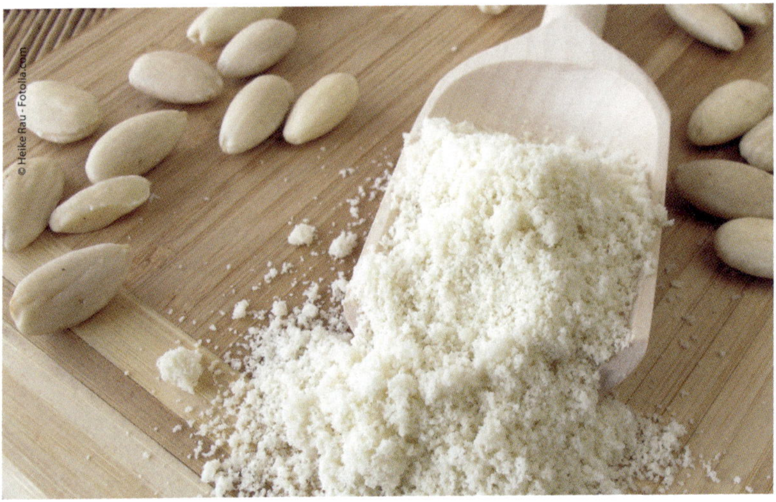

Statt Mehl & Co.: Kohlenhydrat-Ersatz-Lebensmittel

Wer erstmals von der ketogenen Ernährung hört, kann sich oft ein Leben ohne oder mit sehr wenig Brot und »Sättigungsbeilagen« wie Kartoffeln, Nudeln, Reis und Teig nur schwer vorstellen. Tatsächlich aber gibt es jede Menge Alternativen. Und vielen, die es probieren, fällt dann auch auf, dass diese Kohlenhydrat-Ersatz-Lebensmittel durch ihren Eigengeschmack Mahlzeiten auch kulinarisch deutlich aufwerten, statt nur den Magen zu füllen. Auch wer Kuchen, Pfannkuchen oder Plätzchen backen will, braucht in der ketogenen Küche einen Ersatz für kohlenhydratreiches Getreidemehl oder Stärke. In vielen klassischen Rezepten kommt zudem Mehl oder Stärke als Bindemittel zum Einsatz, zum Beispiel bei Saucen. Manchmal braucht man auch einen Ersatz für Kartoffeln.

Es gibt für all das sehr gute kohlenhydratarme Alternativen, die wir hier vorstellen. Beachten muss man allerdings, dass die Nussmehle und Sojamehl kaum Klebereigenschaften haben. Hier kann man entweder das im Handel erhältliche Klebereiweiß (Gluten, Glidine) zusetzen oder ein paar Eier mehr verwenden, damit der Kuchen nicht aus der Form zerkrümelt.

Blumenkohl

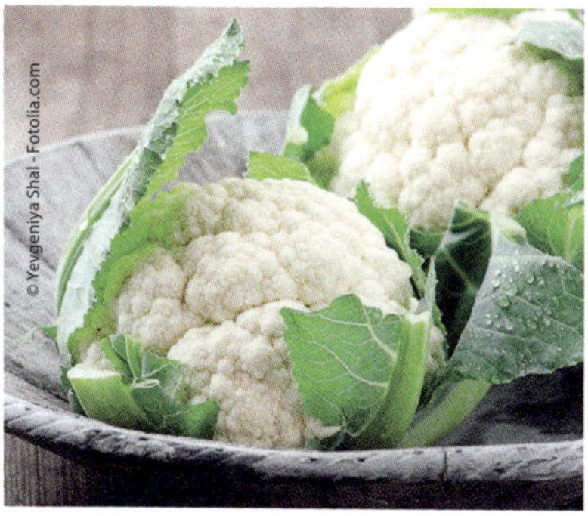

Fein gehobelt und mit Käse und Ei vermischt eignet sich Blumenkohl, um einen Ersatz für Pizzateig herzustellen. Das Gemisch wird vorgebacken, die Pizza dann belegt und anschließend nochmals kurz gebacken. Mehr dazu im Rezeptteil. Wer den Geschmack und die Konsistenz von normalem Pizzateig erwartet, wird überrascht sein – es schmeckt zwar anders, aber harmoniert mit dem Belag sehr gut. Blumenkohl eignet sich auch hervorragend für Püree und kann so Kartoffelbrei ersetzen. Auch ein Kartoffelpufferersatz (mit Eiern) lässt sich mit püriertem Blumenkohl backen. Damit die Puffer besser zusammenhalten, kann man Gluten zusetzen oder muss sie einfach vorsichtig aus der Pfanne heben, spätestens auf dem Teller nimmt man sie ja ohnehin auseinander. Auch in sämigen Suppen macht sich fein pürierter Blumenkohl sehr gut, gerieben und gegart als Ersatz für Reis oder Spätzle, dann mit Käse überbacken.

Die Zubereitung dieser Beilagen und Gerichte ist extrem einfach, man muss nicht einmal Kartoffeln schälen.

- ***Das Plus: Ballaststoffe, Mineralstoffe (vor allem Kalium), Spurenelemente***
- ***EFK: 2,2; 0,3; 1,6***

Gelatine

Gelatine ist reines tierisches Eiweiß und kohlenhydratfrei. Sie kann anstelle von Stärke zum Binden kalter Speisen wie Götterspeise oder Cremes verwendet werden oder als Glasur auf Torten. Es ist unbedingt empfehlenswert, nur die »echte« Gelatine zu verwenden. Die im Handel erhältliche »Sofortgelatine« ist eine Mischung aus wasserlöslichen Kohlenhydraten und Gelatine und extrem kohlenhydratreich.

- *EFK: 84; 0; 0*

Hanfnüsse

Hanfnüsse, am besten frisch selbst gemahlen, liefern einen sehr aromatischen Ersatz für Vollkornmehl. Geschrotete oder gemahlene ungeschälte Hanfnüsse enthalten viele Ballaststoffe, sie sind eiweiß- und fettreich und haben außerdem ein sehr günstiges Verhältnis von Omega-6- zu Omega-3-Fettsäuren. Sie können zum Backen von ketogenem Brot oder auch als Zutat zu anderen Teigen verwendet werden. Sie eignen sich auch als Bestandteil eines Keto-Müslis (mit Nüssen, Kokos, Mandeln und ein wenig kohlenhydratarmem Obst). Wer ihre Schale nicht mag, kann Hanfnüsse auch schon geschält kaufen und sie dann zum Beispiel direkt über Süßspeisen streuen. Hanfnüsse haben übrigens keine Drogenwirkung.

- *Das Plus: hochwertiges Eiweiß, essenzielle Omega-3-Fettsäuren, Vitamine, Mineralstoffe*
- *EFK für ungeschälte Hanfnüsse: 24; 32; 2,8*

Knollensellerie

Knollensellerie ist ein schmackhafter kohlenhydratarmer Kartoffelersatz mit jeder Menge günstigen Inhaltsstoffen. In Stifte geschnitten und in Kokosöl goldbraun gebraten schmeckt und kaut er sich ähnlich wie Pommes frites. Man kann die Sellerieschnitze auch in ganz wenig Wasser dünsten und anschließend pürieren. Mit Gewürzen und Butter oder Sahne ergeben sie dann eine weitere Alternative zu Kartoffelpüree.

- *Das Plus: Vitamine, Mineralstoffe, Spurenelemente, Ballaststoffe*
- *EFK: 1,7; 0,3; 2,3*

Mandeln

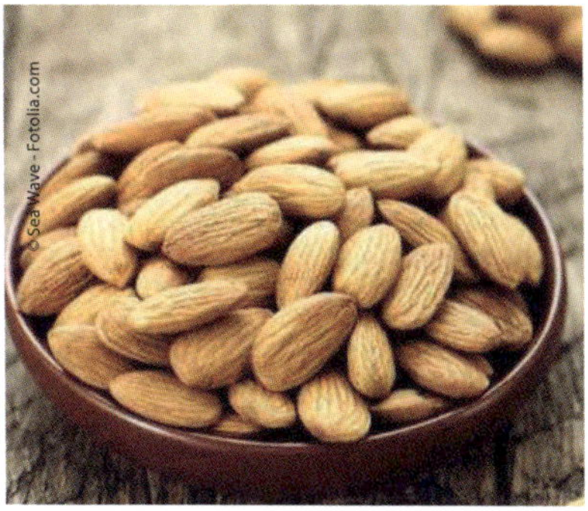
© SeaWave - Fotolia.com

Gemahlene Mandeln sind ein guter und wieder einmal besonders schmackhafter Ersatz für Weizenmehl oder Stärke. Man kann entweder ganze gemahlene Mandeln oder, für feinere Gerichte, geschälte und dann gemahlene Mandeln (selber mahlen oder in der Packung kaufen) verwenden. Auch Mandelmehl aus der Ölherstellung (über das Internet zu kaufen) lässt sich sehr gut zum Backen von Kuchen oder Brot einsetzen. Es ist preiswerter als nicht entöltes Mandelmehl und enthält nur etwa ein Zehntel der Kohlenhydrate von Weizenmehl. Es eignet sich auch zum Binden von Suppen, Saucen oder süßen Cremes. Für Kuchen oder asiatische leicht gebundene Gerichte kann das Mandelmehl auch mit Kokosmehl aus der Ölherstellung gemischt werden. Mit gemahlenen Mandeln lassen sich Schnitzel, Fisch oder vorgegartes Gemüse panieren. Man sollte dann allerdings darauf achten, nur sanft zu braten, sonst verbrennt die Mandelpanade. Aus ganz fein gemahlenen Mandeln, Rosenwasser und Süßstoff oder Stevia lässt sich außerdem perfekt Marzipan bereiten.

- *Das Plus: hochwertiges Eiweiß, viel Fett, Mineralstoffe, Spurenelemente*
- *EFK: 18,7; 54,1; 3,7*

Sojamehl

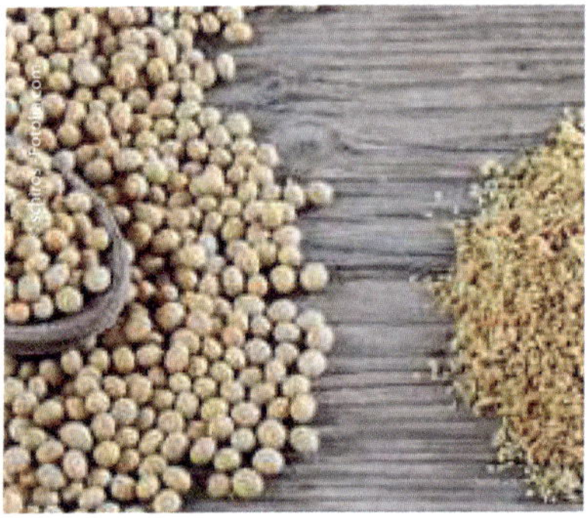

Sojamehl ist proteinreich und kohlenhydratarm. Es ist vor allem als Sojaschrot aus der Tierfütterung bekannt und in diesem Zusammenhang auch etwas in Verruf geraten. Dieses Mehl aus Sojabohnen, das bei der Herstellung von Sojaöl anfällt, gibt es aber auch für den menschlichen Verbrauch, es wird auch für die Herstellung von sogenanntem Sojafleisch verwendet. Sojamehl eignet sich gut für die ketogene Ernährung, besonders für Leute, die weitgehend oder ganz auf Fleisch verzichten möchten. Etwa für pikante Speisen und zur Herstellung von Nudeln kann man es anstelle von Weizenmehl verwenden oder damit, gemischt mit Mandelmehl, Brot backen oder es für Kuchen verwenden. Man sollte es allerdings nicht zu freigiebig einsetzen, da der Proteinanteil sehr hoch ist.

- *Das Plus: hochwertiges Eiweiß, Vitamin A, Vitamine der B-Gruppe, Vitamin E, Folsäure, Cholin, Mineralstoffe, Spurenelemente wie Eisen, Kupfer, Mangan*
- *EFK: 45,2; 1,2; 0,6*

Süßstoffe/Stevia/Zuckeralkohole

Auch wenn sich im Laufe der ketogenen Diät das »Süßempfinden« deutlich verändert und man weniger »süß« benötigt, ist hier und da doch ein Ersatz für Zucker wünschenswert, wenn man zum Beispiel ein Dessert zubereiten möchte. Es gibt viele verschiedene Süßstoffarten, und man sollte sie entsprechend der individuellen Vorliebe einsetzen. Produkte aus Mischungen von mehreren unterschiedlichen Süßstoffen schmecken erfahrungsgemäß eher wie Zucker als solche, die nur eine Süßstoffart enthalten. Den natürlichen, pflanzlichen Süßstoff Stevia gibt es inzwischen auch in flüssiger Form. Manche Menschen empfinden Stevia jedoch sehr schnell als unangenehm. Die akzeptable Menge und das richtige Produkt muss man für sich selbst herausfinden. Zuckeralkohole können wie Haushaltszucker Volumen in Gebäck bringen und werden daher in der kommerziellen »Low-Carb«-Bäckerei bevorzugt eingesetzt. Man sollte sie aber eher sparsam einsetzen, denn einige dieser Substanzen greifen in den Zuckerstoffwechsel ein und zudem können sie in höherer Dosierung stark abführend wirken! Es gibt auch Steviaprodukte, die mit Zuckeralkoholen kombiniert und deshalb kristallin wie Zucker sind; auch diese Produkte sollte man vorsichtig dosieren! Mehr dazu auf Seite 135 (»Wenn man auf Süßes nicht verzichten will«) und Seite 178 (»Kohlenhydratberechnung«).

Zucchini

Ein mehlfreier Spaghettiersatz versteckt sich in der im Sommer in jedem nicht ganz ausgelaugten Garten wie wild Früchte liefernden Zucchinipflanze. Man kann diese gurkenförmigen Gemüsekürbisse in feine lange Streifen schneiden oder hobeln und kurz dünsten. In ein wenig breitere Streifen geschnitten ergeben sie eine Art grüne Nudeln, mit denen man auch Gäste überraschen kann. Diese Variante von Pasta mag manchem gewöhnungsbedürftig vorkommen, ihr großer Vorteil ist aber, dass sie viel einfacher und schneller gemacht ist als jeder andere selbstgemachte Nudelersatz, Sojaspaghetti zum Beispiel, und viel billiger ist.

- *Das Plus: Ballaststoffe, Mineralstoffe*
- *EFK: 1,6; 0,4; 2,1*

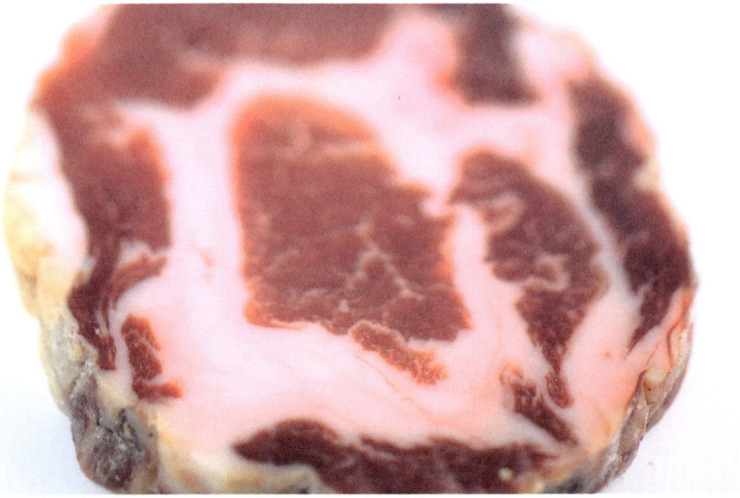

© Tanja und Harry Bischof, Hoisdorf

Lebensbausteine: Die wichtigsten Proteinquellen

Einen Fehler machen Leute, die sich kohlenhydratarm ernähren wollen, sehr häufig: Sie können die Angst vor zu viel Fett, das angeblich fett und krank macht, nach wie vor nicht ablegen. Also beginnen sie sich sehr proteinreich zu ernähren, denn wenn man Kohlenhydrate weglässt und auch Fette nicht in großer Menge essen will, bleibt außer Proteinen schlicht kein anderer echter Grundnährstoff, keine Kalorienquelle, mehr übrig. Zu viel Protein allerdings kann, im Gegensatz zu reichlich hochwertigem Fett, wirklich problematisch werden. Es kann bereits vorgeschädigte Nieren belasten, es versorgt auch Tumoren mit Baustoffen.

Und, was besonders wichtig ist für Tumorpatienten: Wer viel Protein isst und nicht genügend Fett dazu, der ernährt sich schlicht nicht ketogen, dessen Leber schaltet nicht auf die Produktion von Ketonen als Hauptenergielieferant um. Die Regel lautet also: Ausreichend hochwertige Proteine zu sich nehmen, aber nie vergessen, dass die Hauptenergiequelle der ketogenen Ernährung nur einen Namen hat: Fett.

Eier

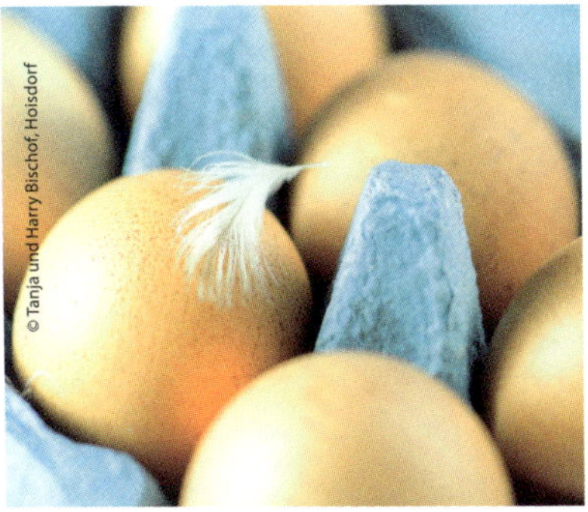
© Tanja und Harry Bischof, Hoisdorf

Ein frisches Ei enthält, neben sehr viel Wasser, etwa 13 Prozent Protein und nur ein Prozent Zucker. Der verteilt sich auf Dotter und Weißei, es bringt also nichts, den etwas süßer schmeckenden Dotter wegzulassen. Hühnereier haben die Zusammensetzung aus Aminosäuren, die Ernährungsphysiologen für optimal halten. Wenn es eine Steigerungsform für optimal gäbe, dann wären »am optimalsten« Eier von Hühnern, die einigermaßen stressarm (eine Hackordnung und Rangkämpfe gibt es bei Hühnern immer) auf dem Bauernhof leben und nicht nur Körner, sondern auch Grünzeug und Würmer zu fressen bekommen. Eier sind auch ein guter Fettlieferant, enthalten zudem natürliches Vitamin A sowie Kalzium und Eisen sowie das unter anderem für Nervensystem und Lebergesundheit wichtige Cholin. Eier sind in der ketogenen Küche vielfältig einsetzbar, sei es in der einfachsten Form als hart gekochtes Ei, das sich auch gut als Proviant für unterwegs eignet, aber auch pochiert oder gebraten als Spiegelei oder Omelett oder in Aufläufen, Kuchen oder Süßspeisen. Eine Alternative sind auch Enteneier sowie Eier anderer Nutzvögel.

- *Das Plus: hochwertiges Eiweiß, Vitamin A, Vitamine der B-Gruppe, Cholin, Mineralien*
- *EFK für Hühnerei (Klasse M): 6,7; 5,9; 0,4*

Meeresfisch

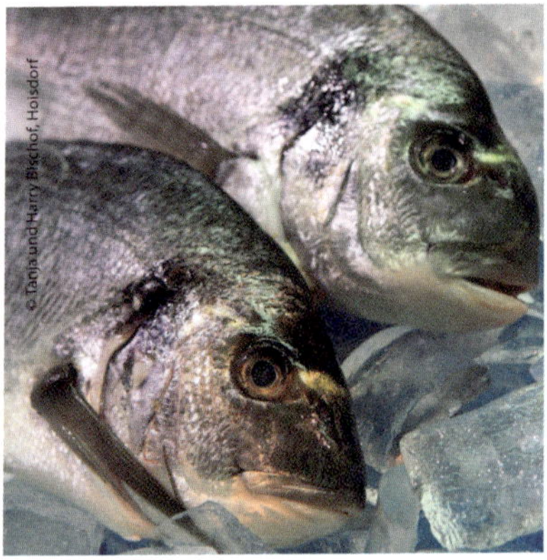

Zum Meeresfisch wurde bereits im Zusammenhang mit ihrer Rolle als Fettlieferant einiges gesagt. Natürlich ist ihr Fleisch auch voll mit hochwertigem Protein. Die Schadstoffbelastung von Meeresfisch ist sehr unterschiedlich. Grundsätzlich gilt:

Fische, die eher am Meeresboden leben, also etwa Schollen, sind stärker belastet als die, die sich eher im Freiwasser und nahe der Oberfläche aufhalten, also etwa Kabeljau.

Arten, die eher am Ende der Nahrungskette stehen, Raubfische wie der Thunfisch etwa, sind stärker belastet als solche, die Plankton oder Kleingetier fressen wie etwa der Atlantische Hering.

Wenig überraschend: Was in wenig belasteten Teilen der Weltmeere gefangen wird, ist weniger belastet, was in nachhaltig bewirtschafteten Gewässern gefangen oder in nicht extrem eng besetzten Fischfarmen aufgezogen wird, ist natürlich auch vorzuziehen. Ein Blick in entsprechende Veröffentlichungen lohnt sich, etwa den Fisch-Einkaufsratgeber von Greenpeace oder den Einkaufsratgeber Fische und Meeresfrüchte des WWF oder Testberichte der Stiftung Warentest oder Ökotest. Wer in der Nähe der Küste wohnt, kann Meeresfisch ganz frisch kaufen. Wem fetter Meeresfisch nicht schmeckt, der kann auch zu mageren Fischsorten greifen und zum Beispiel Scholle oder Kabeljau essen. Dann sollte man sie aber auf jeden Fall mit Fett kombinieren, zum Beispiel in Butter braten oder als asiatische Fischsuppe mit Kokosöl und Kokosraspeln zubereiten.

- *Das Plus: hochwertiges Eiweiß, essenzielle Omega-3-Fettsäuren, Vitamin A, Vitamine der B-Gruppe, Vitamin D, Mineralstoffe, Spurenelemente wie Fluor, Jod, Kupfer*
- *EFK je nach Fischart, zum Beispiel für Lachs: 19,9; 13,6; 0; für Seelachs: 18,3; 0,9; 0*

Meeresfrüchte

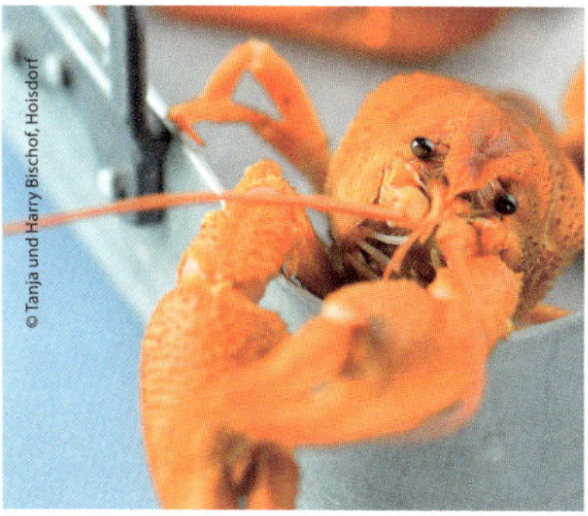

Meeresfrüchte, also Shrimps, Tintenfisch etc., sind sehr proteinreich, haben aber meist nicht besonders viel Fett. Deshalb werden sie selbst von solchen Köchen, die das Wort »ketogen« noch nie gehört haben, bevorzugt mit Ölen und Fetten zubereitet. Garnelen kommen heute allerdings sehr häufig aus der Aquakultur, in der meist auch reichlich Medikamente und andere wachstumsfördernde Substanzen eingesetzt werden. Es gibt aber durchaus Aquakulturbetriebe, die nachhaltig wirtschaften, man findet Produkte von solchen Betrieben ebenfalls in den links genannten Einkaufsratgebern. Zu bevorzugen sind fangfrische oder tiefgefrorene Tiere, da ansonsten auch reichlich Konservierungsstoffe im Essen sein werden. Austern sind übrigens relativ kohlenhydratreich und daher für die ketogene Küche weniger geeignet.

- *Das Plus: hochwertiges Eiweiß, Vitamine der B-Gruppe, Vitamin E, Mineralstoffe, Spurenelemente wie Kupfer, Fluor*
- *EFK für Garnelen: 18,6; 1,4; 0*

Süßwasserfisch

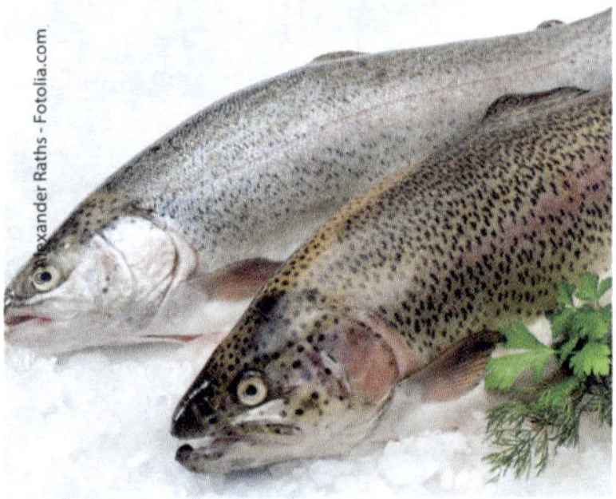

Karpfen, Aal, Brassen, Hecht, Wels und Plötze sind ein wenig aus der Mode gekommen, Forelle und Zander sind recht teuer. Sie alle sind gute Proteinlieferanten, haben aber mit der Ausnahme von Wels und Aal meist eher wenig Fett, weshalb sie sich in der Pfanne und im Konzept der ketogenen Ernährung sehr gut mit Butter und Öl vertragen. Die Schadstoffbelastung der einheimischen Gewässer ist in den letzten Jahrzehnten deutlich gesunken, entsprechend kaum bedenklich sind ihre Bewohner als Nahrungslieferanten. Filets von Weißfischen (Brassen, Plötze, Rotfeder etc.), die als Nichtraubfische besonders wenig mit Schadstoffen belastet sind, kann man inzwischen direkt von Fischern oder über den Handel günstig beziehen. Die gefürchteten vielen kleinen Gräten werden heute meist mit einem Spezialgerät so zerkleinert, dass sie beim Essen gar nicht mehr bemerkt werden. Forellen, Saiblinge, Zander, Karpfen und viele andere Süßwasserfische werden heute oft in speziellen Hälterungsbecken gezüchtet. Wer das Glück hat, in der Nähe eines Sees zu wohnen, bekommt auch diese Fische je nach Saison bei seinem Fischer. Und natürlich kann man es selbst mit dem Angeln versuchen. Dieser Freizeitbeschäftigung werden meditative Qualitäten zugeschrieben, auch das kann einem Patienten helfen.

- ***Das Plus: hochwertiges Eiweiß, Vitamin A, Vitamine der B-Gruppe, Vitamin D, Vitamin E, Mineralstoffe, Spurenelemente***
- ***EFK je nach Fischart, zum Beispiel für Forellenfilet: 19,5; 2,7; 0; für Karpfen: 18; 4,8; 0; für Aal: 15; 24,5; 0***

Soja/Tofu

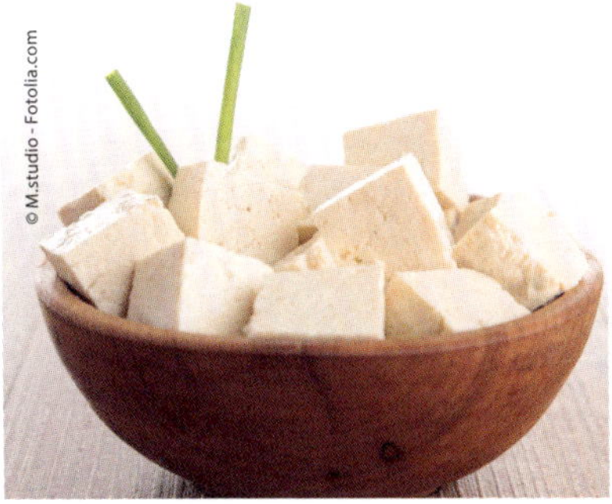
© M.studio - Fotolia.com

Sojamehl kam bereits bei den Kohlenhydrat-Ersatz-Lebensmitteln und im Abschnitt »Welche Eiweiße« zur Sprache. Soja und die meisten Sojaprodukte wie Tofu sind voller Eiweiß, und auch sie lecker zuzubereiten ist keine Zauberei. Gerade für jene, die komplett auf tierische Produkte verzichten wollen, sind sie fast unverzichtbar, aber auch Fleischesser müssen sie nicht meiden. Frischer Tofu ist mit fast 9 Gramm Eiweiß pro 100 Gramm zwar schon relativ eiweißreich, mit Sojamilch oder gerösteten Sojabohnen lässt sich der Bedarf aber einfacher decken, denn diese Produkte liefern jeweils gut 15 und 37 Gramm Eiweiß pro 100 Gramm. Soja enthält auch zusätzlich Inhaltsstoffe, denen krebshemmende Eigenschaften zugesprochen werden. Vorsicht ist allerdings geboten bei Soja-Fertiggerichten wie Bratlingen, Würstchen und Ähnlichem. Durch die Beimischung von Getreide enthalten diese Produkte oft sehr große Kohlenhydratmengen. Deshalb sollte man die Nährwertangaben auf der Packung beachten. Reiner Tofu ist hier am geeignetsten. Wenn möglich, sollte man Bio-Sojaprodukte kaufen, denn bei konventionell angebautem Soja kommen sehr viele Herbizide zum Einsatz. Als besonders gesundheitsfördernd gelten fermentierte Sojaprodukte wie Natto, Miso und Sojasauce.

- ***Das Plus:* hochwertiges Eiweiß, Vitamin A, Vitamine der B-Gruppe, Vitamin E, Folsäure, Cholin, Mineralstoffe, Spurenelemente wie Eisen, Kupfer, Mangan**
- ***EFK für Tofu:* 8,8; 4,8; 1,9**

Käse & Co.

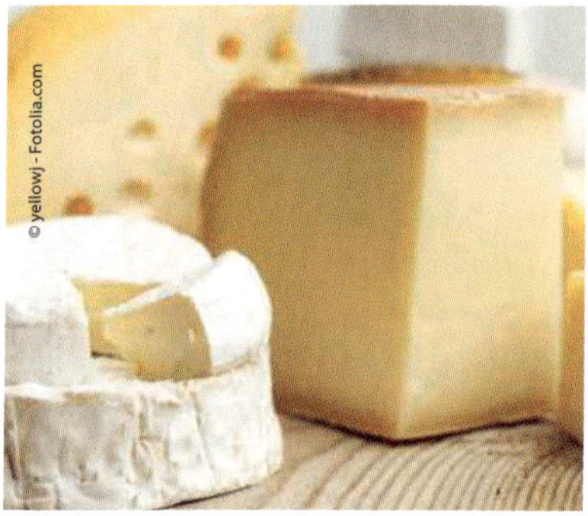

Auch Käse wurde bereits bei den Fettlieferanten genannt. Er und andere Milchprodukte enthalten aber auch reichlich und gutes Eiweiß. Wer kein Fleisch essen möchte, hat hier eine alternative, sehr gute Proteinquelle. Das Eiweiß von Käse ist hochwertig: Es enthält nicht nur alle essenziellen Aminosäuren, sondern kann vom Körper auch gut genutzt werden. Seine biologische Wertigkeit ist fast so gut wie die von Hühnereiern. Für eine ketogene Ernährung ist Käse eines der Top-Lebensmittel, denn er liefert nicht nur Eiweiß, sondern in der Vollfettstufe auch noch gutes Fett. Bei den einzelnen Käsesorten gibt es deutliche Unterschiede, was den Eiweißgehalt anbelangt. Frischkäse, Joghurt und Quark haben wegen des hohen Wassergehalts vergleichsweise wenig Eiweiß pro 100 Gramm. Hartkäsesorten sind dagegen sehr eiweißhaltig. Sehr empfehlenswert sind Käse und andere Milchprodukte aus Milch von Tieren, die in Weidehaltung leben und Gras oder Heu fressen, denn sie haben ein gutes Omega-6/Omega-3-Fettsäurenverhältnis. Wenn der Käse dann noch aus Bergregionen stammt, sind zusätzlich vermehrt entzündungshemmende Fettsäuren in der Milch enthalten. Käse ist eine hervorragende Quelle für Mineralien, älterer Hartkäse wie etwa Parmesan enthält zum Beispiel viel Kalzium. Wer also gerne Käse isst, der kann und sollte ihn häufig in den Speiseplan einbauen. Milch selbst enthält relativ viel Milchzucker, Milchpulver besteht fast zur Hälfte daraus. Auch in saurer und süßer Sahne ist etwas Zucker.

- *Das Plus: hochwertiges Eiweiß, hochwertiges Fett, Vitamine, Mineralstoffe, Spurenelemente*
- *EFK für Sahnejoghurt: 3,1; 10; 3,7; für Sahnequark: 9; 10,3; 3,2; für Feta: 17; 19; 0; für Roquefort: 21; 31; 0; für Bergkäse: 27,2; 34,8; 0*

Fleisch

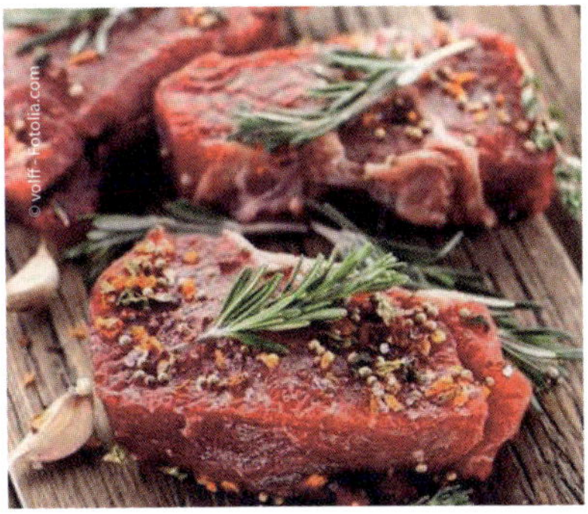

Fleisch ist nicht nur ein hervorragender Fett-, sondern natürlich auch Eiweißlieferant. Ihren Eiweißbedarf können Krebspatienten leicht mit Fleisch decken, denn gegartes Muskelfleisch besteht zu etwa 20 bis 30 Prozent seines Gewichts aus Eiweiß. Es liefert auch Vitamine und Spurenelemente. Am bekanntesten ist das Eisen. Aber auch Zink oder Selen, Vitamin A, Vitamin K und Vitamin B_2 sind im Fleisch enthalten. Die Haltung und die Fütterung der Tiere sind maßgeblich für die Inhaltsstoffe des Fleisches verantwortlich. Fleisch von Rindern aus Weidehaltung, die auf Wiesen stehen und Gras fressen oder mit Heu gefüttert werden, enthält zum Beispiel mehr von den günstigen Omega-3-Fettsäuren als das von intensiv gemästeten Tieren. Tiertransporte und Riesenschlachthöfe stressen die Tiere so, dass auch die Qualität und der gesundheitliche Wert ihrer Produkte leiden.

Es ist also nicht nur aus ethischen Gründen, sondern aus ganz konkretem gesundheitlichem Eigeninteresse sehr empfehlenswert, Fleisch von Tieren aus artgerechter Haltung zu essen. Mittlerweile gibt es auch immer mehr Bauern, die ihre Tiere entweder in einer nahe gelegenen, kleinen Schlachterei schlachten lassen oder sogar direkt auf der Weide töten und anschließend schnellstmöglich zerlegen lassen, womit Stress vermieden wird. Das Fleisch von Schafen (Lamm) und Ziegen stammt praktisch immer aus Weidehaltung und oft sogar von sehr kräuterreich gefütterten »Landschaftspflegeschafen«. Auch Wildtiere wie Rehe, Hirsche oder Wildschweine aus heimischer Jagd oder Damhirsche aus Gatterhaltung liefern hochwertiges Fleisch. Im Internet, über lokale »Ämter für Ernährung, Landwirtschaft und Forsten«, die Jagdverbände sowie über Verbände wie »Slow-Food« findet man Bauern und Jäger, die selbst vermarkten oder Metzger, die Fleisch und Produkte von solchen artgerecht gehaltenen und stressfrei getöteten Tieren anbieten.

- *Das Plus: hochwertiges Eiweiß, hochwertiges Fett, Vitamine, Mineralstoffe, Spurenelemente*
- *EFK (gegartes Fleisch) für durchwachsenes Rindfleisch: 27,6; 7,7; 0; für Putenbrust: 32,6; 1; 0; für durchwachsenes Schweinefleisch: 18,8; 16,2; 0; für Hähnchenkeulen: 28,2; 11,3; 0*

Nüsse, Kerne und Samen

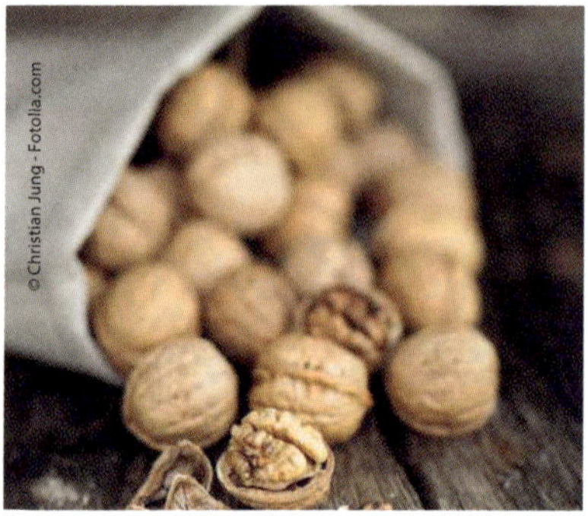

Nüsse, Kerne und Samen enthalten sowohl viel Fett als auch viel Eiweiß. Ihr Eiweiß kommt aber bezüglich seiner biologischen Wertigkeit nicht ganz an das eines Hühnereis heran. Man sollte sie also am besten mit anderen Eiweißquellen kombinieren. Nüsse versorgen uns nicht nur mit Eiweiß und Fett, sondern auch mit Spurenelementen und liefern viele Mineralstoffe wie etwa Kalium, Kalzium, Magnesium oder Eisen. Wer sie isst, steuert also sehr gut der verstärkten Ausscheidung von Mineralstoffen bei der ketogenen Ernährung entgegen. Nüsse sind sehr vielseitig einsetzbar, man kann sie zwischendurch essen oder als Proviant mitnehmen, wenn man unterwegs ist. Es gibt sie auch in jedem Super- oder Drogeriemarkt. Man kann sie gehackt und leicht geröstet über Speisen wie etwa Salate streuen oder sie fein gemahlen als Mehlersatz zum Backen von ketogenen Kuchen verwenden. Die einzelnen Sorten von Nüssen, Kernen und Samen unterscheiden sich in ihrem Kohlenhydratgehalt (siehe die Tabelle »Nüsse und Samen« auf Seite 185). Die kohlenhydratreichen unter ihnen sollten logischerweise eher wenig gegessen oder ganz weggelassen werden. Einige Kerne wie zum Beispiel Kürbiskerne oder Sonnenblumenkerne enthalten auch sehr viel mehr Omega-6-Fettsäuren als Omega-3-Fettsäuren. Deshalb sollte man von ihnen eher weniger und stattdessen andere Nüsse oder Samen mit einem niedrigeren Omega-6-Fettsäurengehalt essen, zum Beispiel Walnüsse oder Macadamianüsse.

- *Das Plus: hochwertiges Eiweiß, Vitamine, Mineralstoffe, Spurenelemente*
- *EFK für Mandeln: 18,7; 54,1; 3,7; für Hanfsamen: 24; 31,8; 2,8; für Leinsamen: 24,4; 31, 0*

Seitan

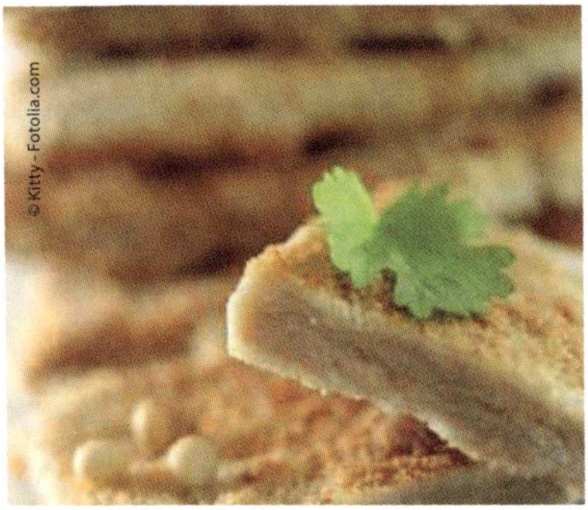

Seitan wird auch »Weizenfleisch« genannt. Es besteht aus dem Klebereiweiß des Weizens, Gluten. Viele Menschen vertragen es hervorragend, und es ist neben Soja eine der wichtigsten Eiweißquellen für all jene, die bewusst komplett auf tierische Produkte verzichten wollen: Veganer. Allerdings sind Glutenunverträglichkeit und Glutenallergie in verschiedenen Ausprägungen in der Bevölkerung relativ häufig. Wessen Bauch also nach der ersten ausgiebigen Seitanmahlzeit eher aufrührerisch reagiert, sollte sich auf Glutenunverträglichkeit testen lassen. Allerdings wird diese mit den herkömmlichen Methoden offenbar gelegentlich nicht erkannt. Wer also den Eindruck hat, dass er Seitan oder glutenhaltige, ketogene Backwaren wie etwa Eiweißbrot nicht verträgt, sollte lieber darauf verzichten. Besonders bei Krebspatienten während oder kurz nach einer Chemotherapie ist mit Gluten zudem eher Vorsicht angeraten, weil eine geschädigte Darmschleimhaut Gluten unverarbeitet in Kontakt mit dem Immunsystem kommen lässt und so eine Allergie ausgelöst werden kann.

- ***Das Plus: gute Eiweißquelle für Vegetarier und Veganer***
- ***EFK: ist abhängig von dem jeweiligen Produkt, der Kohlenhydratanteil variiert je nach Produkt stark, man sollte also gezielt die besonders kohlenhydratarmen Varianten kaufen***

Andere sehr proteinreiche pflanzliche Lebensmittel enthalten oft auch reichlich Kohlenhydrate. Dazu gehören Kidneybohnen und andere nicht grüne Bohnen, Hülsenfrüchte (außer Sojabohnen), Cashewkerne und Quinoa. All diese Lebensmittel kann man in der ketogenen Küche in kleinen Mengen nutzen, muss aber die Kohlenhydrate dann besonders im Blick behalten. Bei manchen protein- oder auch fettreichen Lebensmitteln spielen auch andere Faktoren eine Rolle. Wie schon erwähnt, enthalten etwa Kürbiskerne und Sonnenblumenkerne sehr viele Omega-6-Fettsäuren. Diese sind in großen Mengen – und wenn gleichzeitig zu wenige an Omega-3-Fettsäuren aufgenommen werden – entzündungsfördernd und sollten deshalb nicht zu viel gegessen werden.

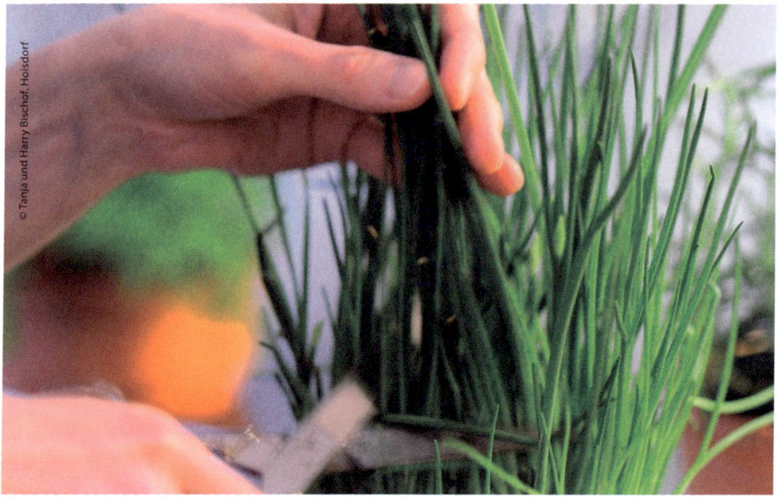
© Tanja und Harry Bischof, Holsdorf

Lebensmittel, die auch zur ketogenen Ernährung gehören

Von Kritikern wird die ketogene Ernährung gerne als eine Art Fleisch-, Schmalz-, Wurst- und Käsemast dargestellt. Nichts ist weiter von der Wahrheit entfernt. Gemüse, Salate, Nüsse und auch Obst gehören zur ketogenen Ernährung dazu. Man kann sich sogar komplett ohne Fleisch ketogen ernähren, und – was allerdings dann schon sehr anspruchsvoll ist, wenn man dem Körper alle wichtigen Nährstoffe liefern will – sogar komplett ohne tierische Produkte. Generell spielen, egal ob nun Fleisch oder andere tierische Produkte verwendet werden oder nicht, pflanzliche Lebensmittel in der ketogenen Ernährung eine sehr wichtige Rolle. Das wird an dieser Stelle auch niemanden mehr überraschen, denn einige sind ja bereits sehr ausführlich erwähnt worden. Im Folgenden haben wir Lebensmittelgruppen zusammengestellt, die zu allen Mahlzeiten gegessen werden können. Sie sorgen für die Versorgung mit Mikronährstoffen, liefern Ballaststoffe und sind nicht zuletzt für farbenfrohe und geschmackliche Abwechslung im Speiseplan und für das Vergnügen am Essen wichtig. Auf diejenigen Lebensmittel, die relativ viele Kohlenhydrate enthalten und deshalb eher weniger gegessen werden sollten, weisen wir gesondert hin. Detaillierte Angaben zu den Nährstoffgehalten finden sich in den Lebensmitteltabellen in diesem Buch (in den Tabellen ab Seite 183), im Internet und in speziellen Nährwert- und Kalorientabellen im Buchhandel.

Blattgemüse

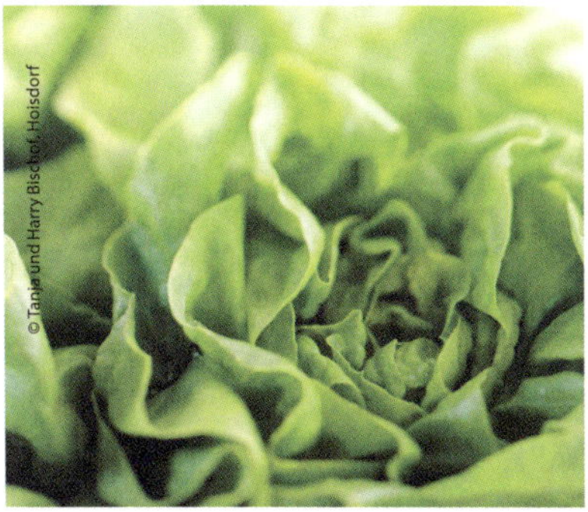

Grünes Blattgemüse gehört zur ketogenen Ernährung dazu, denn es ist arm an verwertbaren Kohlenhydraten und reich an Ballaststoffen und kann auch in größeren Mengen gegessen werden. Grünes Blattgemüse liefert kaum Kalorien, aber dafür Ballaststoffe, Vitamine, Mineralien und Spurenelemente. Salatgemüse werden in der Regel roh gegessen, kombiniert mit einer Sauce entweder klassisch aus Essig und Öl, zum Beispiel Olivenöl, oder mit Joghurt oder Sahne. Man kann daraus auch die derzeit beliebten »grünen Smoothies« herstellen. Grünes Blattgemüse am besten dünsten, damit die Mineralstoffe nicht verloren gehen.

- *Bevorzugt: Alfalfa, Chicorée, Kresse, Mangold, Mungbohnensprossen, Pak Choi, Spinat, Rote-Bete-Blätter, Salate wie Eisberg, Endivien, Feldsalat, Kopfsalat, Radicchio, Romano*
- *Achtung: Portulak und auch Wildsalate wie etwa Löwenzahn enthalten etwas mehr Kohlenhydrate.*

Stärkearmes Gemüse

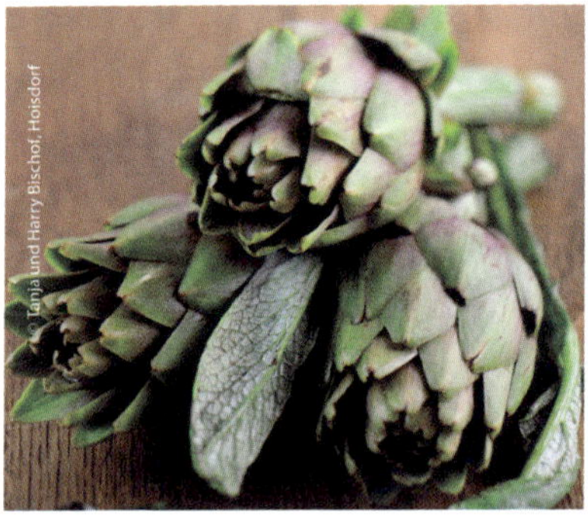
© Tanja und Harry Bischof, Hoisdorf

Genau wie grünes Blattgemüse sind stärkearme Gemüsesorten gut für die ketogene Ernährung geeignet. Allerdings muss hier der Kohlenhydratgehalt beachtet werden. Die Tabelle auf Seite 184 zeigt die Kohlenhydratgehalte der einzelnen Gemüsesorten und wie viel davon pro Portion gegessen werden kann. Auch diese Gemüse liefern viele Ballaststoffe, Vitamine, Mineralien, Spurenelemente und sekundäre Pflanzenstoffe, denen je nach Gemüseart und Inhaltsstoff gesundheitsfördernde Wirkungen zugesprochen werden. Zum Beispiel gilt als einigermaßen sicher nachgewiesen, dass Lycopin in gekochten Tomaten das Prostatakrebsrisiko senkt. Wenn das Gemüse gekocht wird, kann man die Brühe in den meisten Fällen hinterher für eine Gemüsesuppe verwenden. Die Mineralstoffe bleiben aber besser im Gemüse selbst erhalten, wenn es in einem Topf gedünstet wird.

- *Bevorzugt: Artischocken, Auberginen, Blumenkohl, Brokkoli, Chinakohl, Fenchel, grüne Bohnen, Grünkohl, Gurken, Kohlrabi, Lauch, Paprika (grün), Pastinaken, Radieschen, Rettich, Rhabarber, Rosenkohl, Rotkohl, Sauerkraut, Schwarzwurzeln, Spargel, Stangensellerie, Tomaten, Topinambur, Weißkohl, Wirsing, Zucchini*
- *Achtung: Zwiebeln sind relativ kohlenhydratreich, sie sollten eher als Würze und weniger als Gemüse verwendet werden.*

Pilze

Viele, aber leider nicht alle Pilze sind kohlenhydratarm. Sie bereichern den ketogenen Speiseplan und versorgen den Körper mit Ballaststoffen und Eiweiß, je nach Pilzart mit verschiedenen Vitaminen und mit Mineralstoffen wie Kalium, aber auch mit Spurenelementen wie Selen oder Zink. Pilze aus Wildsammlung sollten eher selten gegessen werden, da sie mit Schwermetallen oder sogar immer noch radioaktiv als Folge des Reaktorunglücks von Tschernobyl belastet sein können. Hier kommt es auch darauf an, woher die Pilze stammen. Zuchtpilze sind in dieser Hinsicht unbedenklich. Shiitakepilze sind allerdings sehr kohlenhydratreich und sollten daher nur als Würzpilze in kleinen Mengen gegessen werden.

- ***Bevorzugt:** Champignons, Pfifferlinge, Steinpilze, Waldpilze*
- ***Achtung:** Austernpilze und Shiitakepilze sind relativ kohlenhydratreich.*

Beeren und kohlenhydratarme Früchte

Viele Menschen möchten nicht auf Obst verzichten. Bananen sollte man bei der ketogenen Ernährung zwar besser nicht essen (eine mittelgroße Banane enthält bereits fast so viele Kohlenhydrate wie täglich insgesamt »erlaubt« sind). Aber kohlenhydratarme Früchte und Beeren können in geringen Mengen durchaus gegessen werden. Damit können Desserts oder Milch- oder Sojashakes zubereitet und ketogene Obstkuchen gebacken werden. Da Früchte, selbst vergleichsweise kohlenhydratarme Beeren, nur in geringen Mengen gegessen werden, tragen sie nicht nennenswert zur täglichen Versorgung mit Eiweiß, Fett oder Mineralstoffen bei. Eine Ausnahmefrucht ist die schon erwähnte Avocado, die normalerweise eher pikant, zum Beispiel mit Olivenöl übergossen und mit Salz bestreut, wie ein Gemüse verzehrt wird. Die Avocado lässt sich auch sehr gut in Süßspeisen und Cremes verwenden. Sie ist für die ketogene Ernährung bestens geeignet.

- ***Bevorzugt:** Acerola, Avocado, Brombeere, Erdbeere, Guave, Wildheidelbeere, Himbeere, Johannisbeere, Papaya, Stachelbeere*
- ***Achtung:** Bei Aronien, Kultur-Heidelbeeren und Zitronen sollte man wegen ihrer Kohlenhydrate sparsam sein.*

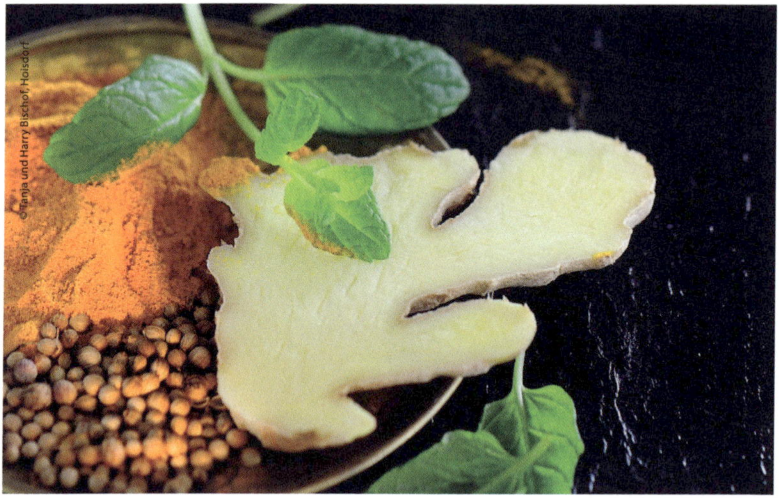

Gewürze

Gewürze bringen Farbe und verschiedene Geschmacksrichtungen ins Essen. Sie enthalten aber auch viele Wirkstoffe, von denen einige sich bei einer Krebserkrankung möglicherweise positiv auswirken können. In Versuchen mit Krebszellen und zum Teil auch in Tierexperimenten wurden Effekte bestimmter Gewürzwirkstoffe auf Krebszellen und auf Tumoren nachgewiesen. Ob durch den Verzehr der Gewürze ihre Inhaltsstoffe in wirksamen Mengen ins Blut gelangen, ist allerdings bislang in den meisten Fällen noch nicht bekannt.

Die Tabelle zeigt Wirkstoffe, die bei Laborversuchen mit Zellen krebshemmende Eigenschaften zeigen, und die Gewürze, in denen diese Stoffe enthalten sind. Der Vorteil: Praktisch alle diese Gewürze sind sehr kohlenhydratarm und können in der ketogenen Küche großzügig eingesetzt werden. Nur die Knollen wie Ingwer und vor allem Knoblauch sind recht kohlenhydratreich und müssen daher in der Bilanz mitberechnet werden.

Gewürz	Inhaltsstoff	Wirkung	Auch enthalten in / Anmerkungen
Basilikum	Ursolsäure	• antioxidativ • treibt Krebszellen in den Selbstmord • hemmt Wachstum von Krebszellen	Majoran, Thymian, Rosmarin
Chili	Capsaicin	• treibt Krebszellen in den Selbstmord • hemmt Wachstum von Krebszellen	
Estragon	Lutoelin	• treibt Krebszellen in den Selbstmord • verbessert Wirksamkeit der Chemotherapie und Bestrahlung	
Ingwer	Gingerol	• entzündungshemmend	• viele Kohlenhydrate: 11 g/100 g
Knoblauch	Allicin → Diallylsulfid (DAS) → Diallyldisulfid (DADS)	• verhindern die Bildung von krebserregenden Substanzen (Nitrosamine) im Körper • eliminieren krebserregende Substanzen aus dem Körper • treiben Krebszellen in den Selbstmord	• viele Kohlenhydrate: 28,4 g/100 g • Senföle wirken antibakteriell
Koriander	d-Limonen	• treibt Krebszellen in den Selbstmord • hemmt Wachstum der Krebszellen	Zitrone, Dill, Rosmarin, Fenchel, Kümmel
Kurkuma	Curcumin	• antioxidativ • entzündungshemmend • treibt Krebszellen in den Selbstmord • hemmt die Bildung von Blutgefäßen im Tumor • verlangsamt das Wachstum von Krebsvorläuferzellen	• zusammen mit Pfeffer und Öl verzehren • verbessert Aufnahme in den Körper • nicht hoch erhitzen: über das fertige Gericht streuen
Langer Pfeffer	Piperlongumin	• erhöht oxidativen Stress in Krebszellen • treibt Krebszellen in den Selbstmord • hemmt Wachstum von Krebszellen • hemmt Metastasenbildung	
Minze	Perillasäure	• treibt Krebszellen in den Selbstmord • verbessert Wirksamkeit von Chemotherapie und Bestrahlung	Kümmel, Salbei, Zitronengras
Oregano	Carvacrol	• antioxidativ • schützt Erbgut vor Schädigungen • hemmt Wachstum von Krebszellen	Bohnenkraut, Thymian, Dill, Liebstöckel, Majoran
Petersilie	Apigenin	• hemmt Metastasenbildung • hemmt Bildung von Blutgefäßen im Tumor • treibt Krebszellen in den Selbstmord	Weizenkeim, Estragon, Koriander, Oregano
Pfeffer	Piperin	• hemmt Wachstum von Krebszellen • treibt Krebszellen in den Selbstmord • verbessert Wirksamkeit von Chemotherapie	
Rosmarin	Carnosol	• antioxidativ • aktiviert Reparaturmechanismen in Zellen • hemmt Wachstum der Krebszellen	Oregano
Thymian	Thymol	• antioxidativ • schützt Erbgut vor Schädigungen	Basilikum, Dill, Fenchel, Koriander, Kreuzkümmel, Majoran, Oregano, Rosmarin

Die drei Prinzipien für die Auswahl ketogener Lebensmittel

Am wichtigsten bei der Auswahl der Lebensmittel für die ketogene Ernährung ist natürlich, dass sie möglichst wenig Kohlenhydrate, dafür viele gute Fette und ausreichend gut verwertbares Eiweiß enthalten. Dazu kommen noch drei Prinzipien, an denen man sich orientieren kann:

Das Prinzip »Natürlich«

In der ketogenen Ernährung sollten, wenn erhältlich und dem Geldbeutel zumutbar, möglichst natürliche, naturbelassene, naturnah produzierte Nahrungsmittel verwendet werden. Das hat mehrere Vorteile. Zum einen sind pflanzliche Produkte, die nicht aus der Turbolandwirtschaft stammen, weniger mit Agrargiften belastet, andererseits sind oft die Konzentrationen wahrscheinlich gesundheitsförderlicher sekundärer Pflanzenstoffe in ihnen höher.

Bei tierischen Produkten möchte man, egal ob als Gesunder oder als Patient, auf Medikamentenrückstände und Ähnliches möglichst verzichten. Und von Tieren, die nicht mit Kraftfutter auf schnellstem Weg zu Höchstleistungen gepäppelt werden, kommen – egal ob als Milch, Eier oder Fleisch – Produkte, die in ihrer Zusammensetzung aus Fetten und Eiweißen besonders günstig sind. Allerdings: Wer es sich nicht leisten kann, kann selbstverständlich, auch wenn es vielleicht nicht ganz optimal ist, auch auf die oft günstigeren, konventionell hergestellten Lebensmittel zurückgreifen.

Das Prinzip »Frisch und sauber«

Die Lebensmittel der ketogenen Ernährung müssen nicht klinisch rein sein. An einer Möhre darf ruhig die ein oder andere Krume Erde hängen, sofern man nicht wegen einer Chemotherapie oder immununterdrückenden Medikamenten (etwa nach einer Stammzelltransplantation) ein sehr schwaches Immunsystem hat. Sehr sinnvoll ist aber, auf Frische zu achten. Gerade bei natürlich produzierten Lebensmitteln und Bio-Ware ist bei unsachgemäßer Handhabung die Gefahr erhöht, dass sie schnell verderben. Denn es dürfen dort ja zum Beispiel keine synthetischen Antifäulnis- und Antipilzmittel verwendet werden.

Frische und Frischhaltung ist auch und vor allem bei vielen in der ketogenen Küche verwendeten Ölen wichtig. Wie schon erwähnt verderben gerade Öle mit vielen mehrfach ungesättigten Fettsäuren sehr leicht, wenn sie der Luft, dem Licht und hohen Temperaturen ausgesetzt werden. Diese Öle, etwa Hanf- und Leinöl, sollten im Kühlschrank aufbewahrt werden. Erst unmittelbar vor dem Verzehr sollte man sie den Speisen beigeben, da sie ja auch auf dem Salat Licht und Luft ausgesetzt sind. Jeder, der einmal einen nur zwei Stunden alten mit Leinöl angemachten Salat probiert hat, weiß, was das auch geschmacklich bedeutet. Die Öle sollte man in kleinen Flaschen, die schnell verbraucht werden, aufbewahren. Man kann Öl auch in größerer Menge einkaufen, es dann schnell portionieren und die Portionen einfrieren.

Das Prinzip »Bewährt«

In der ketogenen Küche für Krebspatienten kommen vorwiegend Nahrungsmittel zum Einsatz, die so oder ähnlich schon seit Ewigkeiten von Menschen verzehrt werden. Deshalb wird möglichst nicht nur etwa auf Geschmacksverstärker verzichtet, sondern möglichst auch auf alle anderen Zusatzstoffe, die Lebensmittel haltbarer oder ansehnlicher machen sollen.

Dabei darf man aber nicht zum Extremisten werden. Süßstoffe etwa sind für Leute, die nicht auf Süßes verzichten wollen, sehr hilfreich. Auch Tiefkühlschränke gab es in der Steinzeit noch nicht, doch sie sind für ketogene Lebensmittel ebenso wenig verboten wie Induktionsherde oder Mikrowellen. Wer nicht ständig selber frisch einkaufen oder kochen kann, kann auf Tiefkühlware und -gerichte zurückgreifen. In Gläsern oder Dosen konservierte Lebensmittel, zum Beispiel Sauerkraut, Tomaten, Essiggurken oder Spargel, sind bei Bedarf ebenfalls eine Alternative, wenn ihnen nicht im Übermaß Zucker zugesetzt wurde. Die Gehalte sind auf den Verpackungen angegeben.

Seit Jahrtausenden bewährt ist auf jeden Fall die Zusammensetzung der ketogenen Ernährung. Denn Getreide, Kartoffeln, Zuckerwatte und Cola sind allesamt erst vor relativ kurzer Zeit in unser Leben getreten. Unsere Vorfahren lebten von stärke- und zuckerarmer Pflanzenkost sowie Fisch, Fleisch und Eiern. Wahrscheinlich waren sie sehr häufig »in Ketose«.

Die KetoPyramide

Für eine ketogene Ernährung mit 20 bis 50 g Kohlenhydraten pro Tag

Mittlere Kohlenhydratmengen (ca. 10 g/100 g)
Nur in geringer Menge geeignet, Portionen berechnen

Mäßige Kohlenhydratmengen (ca. 3–7 g/100 g)
In begrenzter Menge geeignet, Portionen berechnen

Eiweiß- und fettreich, praktisch kohlenhydratfrei
Für jede Mahlzeit geeignet, bei großen Mengen Eiweiß berechnen

Sehr kohlenhydratarm (< 3 g/100 g) und/oder sehr fettreich
Für jede Mahlzeit geeignet

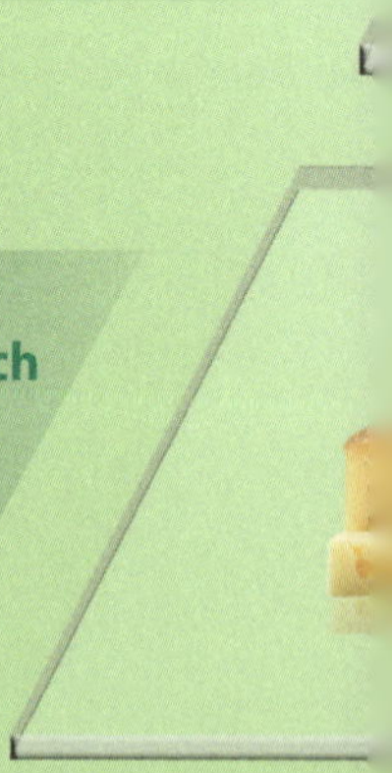

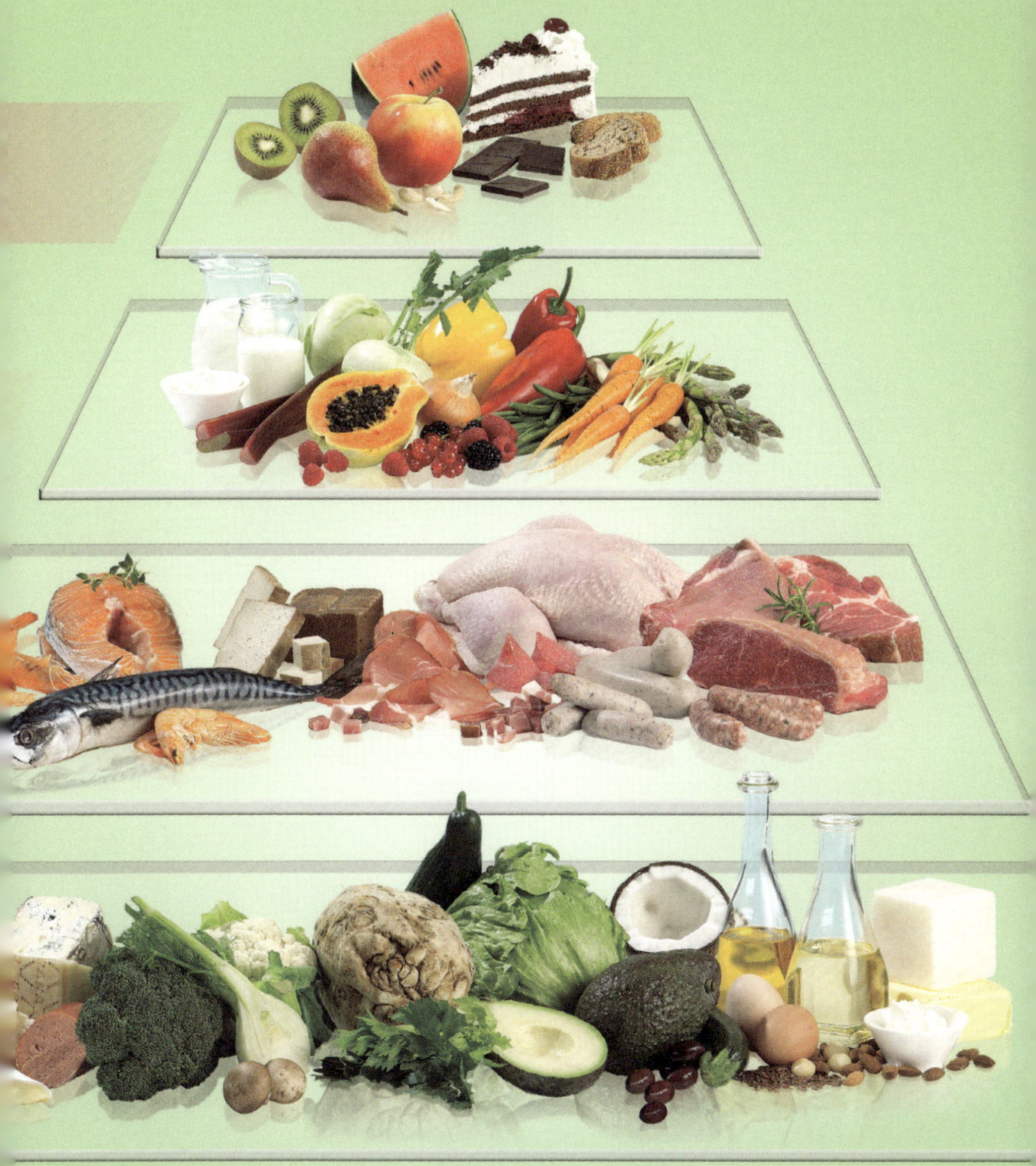

Umsetzung, Besonderheiten, Probleme

Wenn man kochen kann und will

Wer Lust hat, neue Rezepte auszuprobieren und zu kochen, vielleicht auch eigene Rezepte entwerfen möchte, hat eine ganze Palette von Lebensmitteln zur Verfügung, die sich für die ketogene Küche eignen. Konventionelle Rezepte lassen sich oft sehr gut in eine ketogene Variante umwandeln. Die Befürchtung, dass man bei einer ketogenen Kost nur noch Fleisch, Speck, Eier und Käse essen kann, ist unbegründet. Da bei jeder Mahlzeit stärkearmes Gemüse oder Blattgemüse und Nüsse gegessen werden können, kann man die Gerichte sehr abwechslungsreich gestalten. Inzwischen gibt es auch eine Reihe von Kochbüchern für kohlenhydratarme Gerichte. Das Internet bietet eine Plattform zum Austausch von Rezepten. Wer unter den Stichworten »Low-Carb«, »Ketogen«, »Atkins« oder »LCHF« in Kombination mit »Rezepte«, »Kochen« oder »Backen« sucht, findet eine Vielzahl von Foren und Seiten mit Rezepten und Kochtipps.

Wenn man nicht gerne kocht oder Zeit und Kraft dafür fehlen

Wer lieber isst, ohne vorher aufwendig die Zutaten vorzubereiten und langwierig selber zu kochen, für den gibt es durchaus die Möglichkeit, sich ketogen mit Produkten aus dem Supermarkt zu ernähren. Eine ganze Reihe von stärkearmen Lebensmitteln ist als Dosenware oder im Glas erhältlich, dazu kommt Tiefkühlkost. Wer es mag, kann beispielsweise Sauerkraut aus der Dose mit frisch gekauften Würsten, zum Beispiel Mettwürsten oder im Herbst Blut- oder Leberwurst, oder bereits gekochtem Fleisch wie etwa Kasseler oder Bauchspeck erwärmen. Ein bayerischer Leberkäse mit Senf, aber ohne Semmel, dafür mit einer Scheibe kohlenhydratarmem, gebuttertem Eiweißbrot lässt sich ohne großen Aufwand anrichten. Auch ein Omelett ist schnell aus Eiern und etwas Sahne zusammengerührt und in der Pfanne gebraten. Verschiedene Gewürze und Beilagen bringen Abwechslung. Bismarckhering oder Rollmops zusammen mit Eiweißbrot gehen ebenso schnell. Beim Metzger gibt es in der Auslage oft schon fertig zubereitete Speisen, die man entweder nur noch erwärmen muss oder kurz anbrät (Schaschlikspieße, dazu gewaschenen, fertig geschnittenen Salat) oder gart (wichtig bei Kohlrouladen: fragen, ob in der Hackfleischfüllung Brot oder Semmelbrösel enthalten sind). Auch Salate mit Eiern, Fleisch oder Käse sind dort im Angebot – auch hier sollte man sich sicherheitshalber erkundigen, ob Zucker zugesetzt wurde. An der Fischtheke im Supermarkt oder beim Fischer gibt es ebenfalls oft schon fertige Salate, wobei Heringssalate oft gezuckert sind, also auch hier: nachfragen. Geräucherter Fisch mit Meerrettich, Eiweißbrot und Salat oder einer Avocado mit Olivenöl und Zitrone ist auch eine Option.

In den Gefriertruhen der Supermärkte gibt es fertig geputztes und geschnittenes Gemüse, einzeln oder als Gemüsemischung. Auch fertig zubereitete Gemüsepfannen oder Fleisch- und Fischgerichte sind erhältlich, die (ohne Nudeln oder eine Reisbeilage) kohlenhydratarm sind und nur noch erwärmt werden, ebenso Fischfilets und Meeresfrüchte wie etwa Garnelen, die man nur kurz anbraten muss und zum Beispiel mit Mayonnaise aus Rapsöl und einem Salat oder einer Portion Gemüse essen kann. Bei allen diesen Mischungen oder Fertiggerichten ist der Blick auf die Nährwertangaben wichtig. Denn häufig wird hier Zucker oder Stärke als Bindemittel für Saucen zugesetzt. Falls in der Packung eine Sättigungsbeilage wie Nudeln, Kartoffeln oder Reis separat liegt, kann man sie einfach weglassen. Bei manchen Gemüsesorten in Dosen oder im Glas wird ebenfalls Zucker zugesetzt. Es gibt etwa Gewürzgurken, die in einem gezuckerten Sud schwimmen, manchmal auch in Süßstoff. Andere saure Gurken kommen ohne Zusatz von Zucker oder Süßstoff aus, zum Beispiel milchsauer eingelegte Gurken. Im Internet kann man unter dem Stichwort »Gerichte für die ketogene Diät« nach kohlenhydratarmen Fertiggerichten suchen. Hier findet man Onlinehändler, die Produkte unterschiedlicher Hersteller vertreiben. Diese Gerichte sind aber in der Regel zum Abnehmen gedacht und daher fettarm. In diesem Fall sollte man unbedingt noch Fett zufügen, zum Beispiel in Form von Kokosfett, Olivenöl, Butter oder Avocadostückchen. Speziell für Krebspatienten sind ketogene, gluten- und laktosefreie Fertiggerichte entwickelt worden, die als Pakete für jeweils eine Woche im Internet bestellt werden können.

Im Internet sind auch kohlenhydratarme Riegel und Kuchenbackmischungen erhältlich. Fertige Kuchen beim Bäcker oder im Supermarkt sind normalerweise mit Mehl und Zucker gebacken und damit für eine ketogene Ernährung völlig ungeeignet. Wer also Gebäck essen möchte, sollte eine »Low-Carb«-Kuchenmischung (»Low-Carb« steht für »niedriger Kohlenhydratanteil«) anrühren oder nach Rezept einen ketogenen Kuchen backen. Bei Internetanbietern kann man auch fertige Low-Carb-Kuchen bestellen. Oder man kann sich von einem lieben Mitmenschen etwas backen lassen.

Wenn man vegetarisch oder vegan leben will

Wir haben bereits eine breite Palette an geeigneten pflanzlichen Lebensmitteln sowie Eier und Milchprodukte vorgestellt. Sie macht deutlich, dass auch, wer wenig oder kein Fleisch essen will, sich vollwertig ketogen ernähren kann. Der tägliche Eiweißbedarf kann problemlos gedeckt werden, sofern auf dem vegetarischen Speiseplan neben Soja und Pilzen auch Eier und/oder Käse und Milchprodukte stehen, auch wenn fast alle Hülsenfrüchte (außer Soja) als Eiweißlieferanten wegen ihres hohen Kohlenhydratgehalts für die KetoKüche weitestgehend wegfallen.

Auch eine vegane ketogene Ernährung sollte möglich sein. Allerdings ist sie ziemlich anspruchsvoll, denn man muss dann sehr genau darauf achten, woher man genügend der essenziellen Fettsäuren und Aminosäuren bekommt. Eine genaue Anleitung dafür würde den Rahmen dieses Buches sprengen. Zudem haben die Autoren keine eigenen Erfahrungen mit veganer ketogener Ernährung und wissenschaftliche Studien dazu fehlen bislang.

Normalerweise kennen sich Veganer sehr gut mit den für sie infrage kommenden Lebensmitteln aus. Wollen sie sich ketogen ernähren, kommt es darauf an, nicht nur alle tierischen, sondern auch alle kohlenhydratreichen Produkte zumindest weitgehend durch kohlenhydratarme vegane Lebensmittel zu ersetzen. Für Veganer ist eine ketogene Ernährung deshalb sicher eine logistische Herausforderung, denn für die Eiweißversorgung stehen dann nur wenige kohlenhydratarme Quellen zur Verfügung. Hier liegt der Schwerpunkt auf Sojaprodukten wie etwa Tofu oder Weizenproteinprodukten wie Seitan. Auch geröstete Sojabohnenkerne liefern sehr viel hochwertiges Eiweiß, diese Kerne können zwischendurch verzehrt werden oder Bestandteil der Mahlzeiten sein. Nüsse sind ebenfalls gute Eiweißquellen und versorgen den Körper nebenher mit gutem Fett. Denkbar ist auch die Verwendung von pflanzlichen Proteinpulvern wie etwa Hanfprotein oder Sojaprotein. Beide enthalten hochwertiges Eiweiß.

Als Fettlieferanten können neben Nüssen und Avocados die vielen verschiedenen Pflanzenfette und -öle, allen voran Kokosfett, gefolgt von Olivenöl, als Basisfette verwendet werden.

Die folgende Tabelle gibt einen Überblick über Eiweißquellen speziell für Vegetarier, die zum Teil auch für Veganer geeignet sind.

Kohlenhydratarme und eiweißreiche Lebensmittel für Vegetarier und Veganer

Lebensmittel	Eiweiß (g je 100 g)	Fett (g je 100 g)	Kohlenhydrate (g je 100 g)
Sojaprodukte			
Sojabohnen, geröstet	37,1	23,3	0,4
Sojaeiweiß	69	0,5	0,2
Sojamehl	45,2	1,2	0,6
Sojamilch	15,7	9,9	0,2
Tempeh	19	7,7	1,8
Tofu, frisch	8,1	4,8	0,5
Nüsse, Kerne, Samen			
Hanfnüsse	24	32	2,8
Leinsamen	24,4	30,9	0
Mandeln	18,7	54,1	3,7
Mohn	20,2	42,2	4,2
Paranüsse	13,6	66,8	3,5
Eier			
Hühnerei, frisch	12,9	11,2	0,7
Gänseei, frisch	13,9	13,3	1,3
Milchprodukte			
Feta	17	18,8	0
Gorgonzola	19,4	31,2	0
Greyerzer	29	32,3	0
Hüttenkäse	12,6	4,3	2,6
Mozzarella	19	19,8	0
Parmesan	32,3	34,8	0
Sauermilchkäse (Harzer)	30	0,7	0

Trotz all dieser Möglichkeiten kann es für Veganer aber schwierig sein, die Kohlenhydratmenge so weit abzusenken, dass man allein durch die Ernährung in die Ketose kommt. Eine deutliche Reduktion der Kohlenhydrate und Erhöhung des Fettanteils ist aber auch vegan möglich. Wer als Veganer die Ketose erreichen will, es aber nicht schafft, sollte auf keinen Fall durch Weglassen weiterer Lebensmittel eine Mangelernährung riskieren. Zudem kann Sport dazu beitragen, in die Ketose zu kommen.

Wenn man daran zweifelt, ob man die ketogene Diät durchhält

Sich von heute auf morgen dauerhaft grundlegend anders zu ernähren als bisher – oder zumindest einiges von dem wegzulassen, woran man das ganze Leben lang gewöhnt war – ist für einige sicher schwer vorstellbar. Darauf sind wir ja schon teilweise eingegangen. Wir haben zum Beispiel reichlich Lebensmittel vorgestellt, die sich als kohlenhydratarmer Ersatz für Nudeln, Kartoffeln und Getreidebrot eignen. Es sollte auch klar geworden sein, dass sich, wenn man sich zuvor einigermaßen ausgewogen ernährt hat, so viel auch gar nicht ändert, allein weil ein paar Sättigungsbeilagen und die ein oder andere Zubereitungsform wegfallen. Wer sich noch immer nicht vorstellen kann, sich dauerhaft ketogen zu ernähren, muss trotzdem nicht ganz auf die Vorteile verzichten, die sie wahrscheinlich bringen würde. Eine Möglichkeit ist es zum Beispiel, sich zunächst eine »Keto-Kur« von begrenzter Dauer vorzunehmen, vier Wochen zum Beispiel oder sechs Wochen oder drei Monate. Auch bei solchen zeitlich begrenzten Keto-Intervallen ist es natürlich sehr ratsam, Arzt oder Ärztin darüber zu informieren. Der Vorteil solcher Kuren sollte sein, dass ein Ende absehbar ist und man mit dem Enddatum ein konkretes Ziel vor Augen hat. Und wer es bis zu diesem Enddatum gut durchgehalten hat, kann natürlich einfach weitermachen oder zwei Wochen dranhängen oder Ähnliches. Oder man kann nach zwei Wochen Pause mit einer neuen Keto-Runde beginnen. Wer nach einer solchen »Kur« wieder kohlenhydratreich isst, muss sich im Klaren sein, dass ab diesem Zeitpunkt auch die Vorteile der ketogenen Ernährung wieder fehlen werden.

Wiederholte Keto-Kuren sind allerdings bislang nicht Gegenstand von Studien gewesen. Man weiß also nicht, wie sich ein solcher Wechsel zwischen Keto- und Normalernährung auswirkt. Es gibt zwar jenseits der Tatsache, dass man sich dann zwischendurch immer wieder so ernährt, wie es bei einer Krebserkrankung ungünstig ist, keinen Grund, hier negative Effekte zu befürchten. Aber es fehlen schlicht langfristige wissenschaftliche Untersuchungen dazu. Da es aber deutliche Hinweise darauf gibt, dass sich eine ketogene Ernährung während Chemo- und Strahlentherapien sowohl auf das Befinden als auch auf den Behandlungserfolg positiv auswirken kann, sollte man sich überlegen, eine solche Kur während eines Behandlungszyklus zu versuchen.

Wer sich eine streng kohlenhydratarme Ernährung gar nicht vorstellen kann, oder wem es bei dem Versuch damit trotz Berücksichtigung aller Hinweise nicht gut geht, kann es zum Beispiel mit einer milderen Form der kohlenhydratreduzierten Diät versuchen, etwa der LOGI-Ernährung. Dabei sind deutlich mehr Kohlenhydrate als bei Keto erlaubt, die besonders schädlichen Zucker- und Insulinspitzen werden aber dennoch vermieden. Auf die spezifischen Vorteile der Ketone als Hauptenergieträger und zellulärem Wirkstoff muss man dann allerdings verzichten. Natürlich sollte sich eine solche Ernährung auch für Zeiträume zwischen echten Keto-Kuren eignen.

Wenn man merkt, dass man eine ketogene Diät wirklich nicht verträgt, oder dass sie einem die Lebensqualität raubt – egal ob als Kur oder langfristig –, sollte man sich nicht zwingen. Man sollte in diesem Falle die Diät abbrechen. Auch hier wäre dann ein Versuch mit einer mäßig kohlenhydratreduzierten, fettreicheren Ernährung eine Alternative. Man kann auch gemeinsam mit dem Arzt nach den Ursachen suchen – und nach Wegen, diese auszuschalten. Dann kann man es eventuell erneut versuchen.

Wenn man nicht gut schlucken kann, unter Übelkeit leidet oder Schmerzen hat

Manche Patienten leiden unter Schluckbeschwerden oder Übelkeit oder sie können nur kleine Mengen essen, weil sie vielleicht Schmerzen und generell wenig Appetit haben. Die Übelkeit kann in der Regel gut mit Medikamenten kontrolliert werden. Auch Schmerzen können medikamentös inzwischen meist sehr gut behandelt werden. Wer allerdings starke Schmerzmittel wie etwa Opiate einnehmen muss, bei dem kann es als Nebenwirkung zu Appetitverlust kommen.

In solchen Fällen, oder wenn man sehr geschwächt ist, könnte die intensive Beschäftigung mit der ketogenen Ernährung, das Ausprobieren und Kochen neuer Gerichte vielleicht auch eher belastend für den Einzelnen sein. Dann ist es eine große Hilfe, wenn Angehörige oder gute Freunde diese Aufgabe übernehmen und sich um den Betroffenen kümmern. Oder man kocht größere Mengen eines Gerichtes vor und friert Portionen davon ein. Diese müssen dann nur noch erwärmt werden. Es ist auch sinnvoll, eventuell vor einem Chemozyklus vorzuplanen, damit man dann, falls es einem nicht gut geht, dennoch genügend Gerichte ohne viel Aufwand zur Verfügung hat. Wenn man Schluckbeschwerden hat, ist es ratsam, die Speisen zu pürieren und nicht ganz heiß, sondern eher lauwarm zu essen. Wer nur kleine Mengen verträgt, kann alternativ einen Grundstock an Kalorien aus Fett und Eiweiß zu sich nehmen. Speziell dafür geeignet sind folgende Produkte:

Es gibt eine Reihe von Pulver- und Fertignahrungsmitteln, sogenannte »Trinknahrung«, die extrem fettreich und kohlenhydratarm sind und ursprünglich für die Therapie von Kindern mit Epilepsie und für Patienten mit auszehrenden Krankheiten wie etwa COPD entwickelt wurden. Diese sind aber prinzipiell auch für Krebspatienten geeignet. Man sollte dies mit dem Onkologen oder Apotheker besprechen, auch besonders hinsichtlich einer möglichen Verordnungsfähigkeit auf Rezept.

Auch ketogene Kraftshakes aus Eiweißpulver, Mandelmus, Wasser, Sahne und MCT-Ölen wie im Rezeptteil des Buches beschrieben, liefern viele ketogene Kalorien in einem kleinen Volumen. Aus den Grundzutaten wird mit einem Mixer ein Shake zubereitet, der in zwei Portionen über den Tag verteilt getrunken werden kann. Wir haben damit sehr gute Erfahrungen gemacht. Als Eiweißquelle sind Proteinpulver gut geeignet, die es in Drogerien, Apotheken oder im Internet zu kaufen gibt. Sie enthalten entweder Milcheiweiß oder andere tierische Eiweiße. Es gibt aber auch rein pflanzliche Pulver mit Soja- oder Hanfeiweiß. Hochwertige Proteinpulver haben keinen ausgeprägten Eigengeschmack und lassen sich leicht mixen, ohne zu klumpen. Man sollte bei den Nährwertangaben auf der Packung aber den Kohlenhydratgehalt beachten: Manchen Eiweißpulvern wird bis zu 25 Prozent Zucker zugesetzt, vor allem denjenigen mit Aromen.

Die Shakes kann man mit Süßstoff oder Stevia oder eher pikant zubereiten. Am besten verrührt man das Proteinpulver mit Wasser vorher zu einer gleichmäßigen Masse und mixt es dann zusammen mit den anderen Zutaten mit einem Stabmixer gut auf. Eventuell etwas Obst wie zum Beispiel einige Himbeeren mitpürieren oder auch Gewürze zufügen, zum Beispiel Vanille, die man entweder aus der Schote kratzt oder als flüssiges Vanillearoma verwendet. Für eine pikante Variante kann man je nach Vorliebe gekochtes Gemüse wie etwa Brokkoli oder Blumenkohl oder auch Avocado mit etwas Salz oder anderen Gewürzen mitpürieren. Die Shakes können gekühlt getrunken werden, nach unserer Erfahrung schmecken sie dann sehr gut. Aber natürlich kann man sie auch als warme Suppe oder wie heiße Schokolade trinken. Diese Shakes enthalten viel Eiweiß und Fett und bieten eine Grundversorgung mit diesen Nährstoffen. Sie sind vor allem für jene gut geeignet, die Schwierigkeiten mit dem Schlucken haben.

Wenn man auf Süßes nicht verzichten will

Wer ketogen essen will, muss, wie schon erläutert, nicht zwangsläufig auf Süßes verzichten. Es gibt viele Rezepte für ketogene Süßspeisen, Desserts oder Kuchen. In vielen dieser Rezepte wird auf Süßstoff zurückgegriffen. Viele Menschen lehnen Süßstoff aber wegen vermeintlicher gesundheitlicher Risiken ab. In den Mengen, in denen der Süßstoff in den Rezepten verwendet wird, sind solche Risiken jedoch bislang in keinem Falle wissenschaftlich bestätigt worden. Man müsste tatsächlich täglich völlig unrealistisch hohe Mengen konsumieren, um in den Bereich zu kommen, in dem bei Tierversuchen gesundheitliche Risiken nachgewiesen wurden. Wer also gerne Süßes isst, kann dies tun. Wer trotzdem lieber auf synthetischen Süßstoff verzichten oder möglichst wenig davon konsumieren möchte, kann Stevia verwenden. Dieser pflanzliche Süßstoff hat aber je nach Produkt einen mehr oder weniger ausgeprägten eigenen, anisartigen bis bitteren Geschmack. Dieser sagt nicht jedem zu, fällt aber meist nur dann auf, wenn man sehr stark süßt. Als Alternative kann man in geringen Mengen (siehe Seite 107 und 180) auch den Zuckeralkohol Erythritol einsetzen, der vom Körper nicht genutzt und vorwiegend im Urin wieder ausgeschieden wird. Erythritol wird im industriellen Maßstab mikrobiologisch durch Pilze hergestellt. Der Zuckerersatzstoff eignet sich gut zum Backen und ist im Internet erhältlich. Es gibt aber auch Lebensmittel oder Gewürze, die selbst leicht süß schmecken und daher Süßstoffe teilweise ersetzen können. Dazu gehören bestimmte Nüsse wie Mandeln oder Kokosnuss. Mandel- und Kokosmehl sind gut zum Backen oder Binden von Saucen zu verwenden. Kokosmilch schmeckt ebenfalls süßlich, Vanille ebenso. Auch Zimt enthält natürliche Süße. Und: Wenn man sich eine gewisse Weile ketogen ernährt, dann sinkt auch die »Süß-Schwelle« und selbst eigentlich nur wenig süße Speisen empfindet man dann schon als süß.

Wenn man unter Nahrungsmittelunverträglichkeiten leidet

Wer gewisse Nahrungsmittel nicht verträgt oder allergisch auf sie regiert, muss sie notgedrungen weglassen. Eine Nussallergie auf viele Sorten bedeutet für jemanden, der sich ketogen ernähren will, schon eine deutliche Einschränkung. Für alle, die tierische Produkte nicht ablehnen, ist dies aber unproblematisch. Wer unter Glutensensitivität leidet, darf logischerweise nicht auf diese Eiweißmischung aus Weizen für seine Proteinversorgung zurückgreifen und muss dann auch auf Seitan und Eiweißbrote verzichten. Viele der in der ketogenen

Ernährung sinnvollsten Nahrungsmittel treten aber selten oder fast nie als Allergene in Erscheinung. Eine Überempfindlichkeit gegen Milchproteine etwa kommt nur bei 0,1 bis 0,5 Prozent der erwachsenen Bevölkerung vor. Laktoseintoleranz (Milchzuckerunverträglichkeit) ist schon deutlich häufiger, aber in der ketogenen Ernährung werden Milchprodukte mit hohem Zuckeranteil ohnehin gemieden. Über das Internet sind auch ketogene und gleichzeitig laktose- und glutenfreie Fertiggerichte erhältlich. Wer sich unsicher ist, ob gewisse Nahrungsmittel der ketogenen Ernährung, die zuvor nicht auf dem Speiseplan standen, für ihn oder sie infrage kommen, sollte einen Facharzt oder eine Fachärztin für Allergologie zurate ziehen.

Getränke

Viele Getränke enthalten sehr viele Kohlenhydrate. Unverdünnte Fruchtsäfte sollte man ebenso meiden wie Cola, Limonade (die zuckerfreien Sorten sind erlaubt) und normales Bier (siehe auch »Alkohol« auf der rechten Seite). Tee und Kaffee pur können bezüglich ihrer Kohlenhydrate unbegrenzt getrunken werden, aber da sie Reizstoffe enthalten und auch den gesunden Schlaf nicht gerade fördern, muss man für sich die verträgliche Menge selbst herausfinden. Kräutertees gibt es in vielen Varianten, sie enthalten keine oder fast keine Kohlenhydrate, Früchtetees dagegen schon, allerdings meist eher geringe Mengen. Wer diese Getränke süßen will, kann Süßstoffe, Stevia oder Zuckeralkohole (siehe Seite 135) verwenden. Wer auf Zucker nicht verzichten will, muss ihn in seine tägliche Bilanz mit einberechnen. Milch sollte man möglichst auch nicht in Kaffee und Tee geben, Sahne ist sinnvoller. Milch pur enthält viele Kohlenhydrate. Das beste Getränk ist und bleibt Wasser. In den meisten Gegenden ist das Leitungswasser sehr gut trinkbar. Wer ihm nicht traut, sollte sich einen Filter zulegen. Wasser in Flaschen ist teuer und oft auch verunreinigt, zum Beispiel mit Kunststoffabbauprodukten. Auch Wasser pur kann man warm trinken, das bietet sich vor allem für jene an, die aufgrund von Krankheit oder Therapie ein angeschlagenes Magen-Darm-System haben. Auf flüssige Mahlzeiten und Shakes wurde schon eingegangen. Bei manchen Getränken gibt es Hinweise auf Antikrebswirkungen. Grüner Tee ist das bekannteste Beispiel, wobei er sich aber vor allem zur Vorbeugung zu eignen scheint. Er enthält Polyphenole. In Laborexperimenten hemmen Bestandteile von grünem Tee die Bildung von Blutgefäßen im Tumor. Besonders viele der Wirkstoffe enthalten Sorten wie japanischer Sencha und Gyokuro, die man dann acht bis zehn Minuten lang ziehen lassen sollte.

Alkohol

Die Wirkung von Alkohol im Zusammenhang mit einer ketogenen Ernährung wurde bislang praktisch gar nicht wissenschaftlich untersucht. Zwar senkt moderater Konsum das Sterberisiko bei Herz-Kreislauf-Erkrankungen. Im Rahmen von klinischen Versuchen wurde auch eine ketogene »Spanische Mittelmeerdiät« gegen metabolisches Syndrom und Fettleber erfolgreich eingesetzt. Dazu gehörten obligatorisch 0,2 bis 0,4 Liter Rotwein pro Tag. Doch grundsätzlich sollte man als Krebspatient den Konsum von Alkohol so weit wie möglich einschränken. Alkohol gilt als krebsfördernd, vor allem durch seine giftigen Abbauprodukte. Bei den meisten Krebsarten haben Forscher einen Zusammenhang mit Alkoholkonsum nachgewiesen oder er wird stark vermutet (es gibt aber auch Krebsarten, vor denen Alkohol sogar etwas zu schützen scheint, namentlich Nierenzellkrebs und Non-Hodgkin-Lymphome). Auf den Stoffwechsel allerdings wirkt Alkohol – moderat und regelmäßig getrunken – eher positiv, der Körper reagiert besser auf Insulin, die Insulinspiegel sinken.

Problematisch wird Alkohol einerseits in zu großen Mengen, andererseits auch in Verbindung mit Kohlenhydraten. Dann wird der Alkohol in der Leber nicht sofort verbrannt, sondern vorwiegend zu Fett umgewandelt, eine Fettleber kann die Folge sein.

Allerdings sind alkoholische Getränke für viele ein wichtiger Teil ihrer Lebensqualität. Wer auf Alkohol also nicht verzichten möchte, sollte trockene Weine und andere Getränke ohne oder mit sehr wenigen Kohlenhydraten trinken. Normales Bier ist da eher ungünstig. Allerdings bieten sehr viele Brauereien Diätbiere an. Diese sind wie trockener Wein fast komplett durchgegoren. Aus den Kohlenhydraten (die Bier den Beinamen »flüssiges Brot« eingebracht haben) ist Alkohol geworden. Diesem Bier mit erhöhtem Alkoholgehalt wird nachträglich der Alkohol bis auf die üblichen Konzentrationen bei oder knapp unter fünf Prozent entzogen. Dadurch entsteht ein Bier mit etwa 0,75 Gramm verwertbaren Kohlenhydraten pro 0,1 Liter. Wir haben selbst einige Sorten getestet, der Geschmack ist natürlich herb, steht aber einem normalen Bier in nichts nach.

Ausrutscher

Wer einmal etwas isst, das ihn aus der Ketose herausbefördert, begeht damit keinen Fehler mit Langzeitfolgen. Grundsätzlich gilt dann: Möglichst schnell wieder die Kohlenhydrate weitestgehend weglassen. Denn dann sind einerseits die Folgen des kleinen Ausrutschers sehr begrenzt, andererseits fällt es dann sehr leicht, da der Körper ja noch all die Enzyme, die er für die ketogene Ernährung braucht, vorrätig hat. Man sollte sich auf keinen Fall ein schlechtes Gewissen einreden oder zu viel Angst vor den Folgen haben. Sinnvoll ist es aber, sich zu fragen, was der Grund für den Ausflug in die Kohlenhydratwelt war, denn dann kann man für das nächste Mal vorbeugen.

»Krebserregende« Bestandteile der ketogenen Diät

Bei manchen der genannten Lebensmittel, Zutaten und Inhaltsstoffe erinnert man sich vielleicht daran, schon einmal von ihnen gehört zu haben, dass sie krebserregend sein könnten. Rotes Fleisch zum Beispiel. Von »Fett« generell ganz zu schweigen. Grundsätzlich kann man sagen, dass

- so ziemlich jedes Lebensmittel und jeder Inhaltsstoff in Studien schon einmal als krebsverdächtig aufgefallen ist (die Mediziner John Joannidis und Jonathan Schoenfeld haben zum Beispiel bei 50 der am häufigsten in Kochbüchern vorkommenden Zutaten nach in der Fachliteratur erörterten Krebsrisiken gesucht und wurden bei 80 Prozent – 40 von 50 – fündig),
- dies bei kaum einem Lebensmittel annähernd zweifelsfrei nachgewiesen ist (von verkohltem Fleisch und Betelnüssen vielleicht einmal abgesehen, auf Alkohol sind wir bereits eingegangen),
- für kaum eines dieser Beispiele ein bei Menschen tatsächlich bedeutsamer Wirkmechanismus auch nur annähernd zweifelsfrei nachgewiesen wurde,
- es bei vielen Lebensmitteln Hinweise auf sowohl krebsfördernde als auch krebshemmende Eigenschaften gibt (Brokkoli etwa).

Beispiel rotes Fleisch: Ein paar Studien zeigen, dass Leute, die angeben, in ihrem Leben viel rotes Fleisch gegessen zu haben, häufiger Krebs bekommen als jene, die weniger rotes Fleisch essen. Allerdings, und das räumen meist auch die beteiligten Forscher ein, kann das auch an anderen Faktoren gelegen haben, etwa vielleicht daran, dass dieselben Leute auch sonst einen eher ungesunden Lebensstil gepflegt haben. Es gibt auch Studien, die darauf hindeuten, dass die industrielle Tierproduktion und die Verarbeitung des Fleisches für ein mögliches Krebsrisiko (und auch ein Risiko für Herz-Kreislauf-Erkrankungen) verantwortlich sein könnten. Bewiesen ist auch das nicht. Aber es ist, auch aus anderen schon genannten Gründen, sicher nicht falsch, wenn es der Geldbeutel zulässt, artgerecht produziertes und besonders frisches, unverarbeitetes Fleisch vorzuziehen.

Beispiel Kalzium: Weil manche Tumoren viel Kalk einlagern, findet man zumindest in den Schriften gewisser Gurus Warnungen vor diesem Mineralstoff, der auch in vielen hier im Buch empfohlenen Lebensmitteln enthalten ist. Dass Kalk eingelagert wird, bedeutet aber überhaupt nicht, dass das in ihm enthaltene Kalzium aus übermäßiger Kalziumzufuhr durch die Nahrung stammt. Vielmehr können Tumoren im Körper vorhandenes Kalzium mobilisieren und etwa aus dem Knochen herauslösen. Es bedeutet auch nicht, dass Kalk oder Kalzium etwas mit der Entstehung von Tumoren zu tun hat. Bei der ketogenen Ernährung werden zudem mehr Mineralien ausgeschieden als bei einer kohlenhydratreichen. Schon allein deshalb ist es wichtig, mit der Nahrung ausreichend von diesen Stoffen, also auch Kalzium, zu sich zu nehmen.

Mineralstoffe

Bei einer ketogenen Ernährung kann es zu einem leichten Mineralstoffverlust kommen, denn sie wirkt harntreibend. Die vermehrte Ausscheidung der Mineralien über die Nieren sollte daher mit der Nahrung ausgeglichen werden. Viele der Lebensmittel, die bei der ketogenen Ernährung gegessen werden können, sind sehr mineralstoffreich, besonders Nüsse, Kerne und Samen, aber auch Avocados oder bestimmte Gemüsesorten und natürlich Fleisch. Man sollte darauf achten, dass durch die Zubereitung nicht zu viele der Inhaltsstoffe verloren gehen. Wie bereits erwähnt, kann man zum Beispiel Gemüse dünsten anstatt es zu kochen oder das Kochwasser als mineralstoffreiche Brühe verwenden, anstatt es in den Ausguss zu schütten. Aus Fleisch gekochte Brühen sind vielseitig verwendbar. Das Fleisch kann man dann mit der Suppe selbst oder separat essen. Wer Fleisch lieber gebraten isst, kann aus dem Bratensaft eine Sauce machen, die ebenfalls gegessen wird. Um möglichen Beschwerden infolge eines Mineralstoffverlusts wie etwa Muskelkrämpfen, Kopfschmerzen oder Müdigkeit entgegenzuwirken, kann man Speisen auch etwas kräftiger salzen oder zusätzlich immer ein paar Salzkrümel in die Getränke streuen. Am besten eignet sich Meersalz, denn es enthält zusätzlich zum Kochsalz verschiedene Mineralien.

Nahrungsergänzungsmittel

Eine vielfältige ketogene Ernährung liefert alle nötigen Vitamine und Mikronährstoffe. Darüber, ob und welche Nahrungsergänzungsmittel bei Krebs sinnvoll sind, gehen die Meinungen auseinander. Vitamin C zum Beispiel wird oft empfohlen, es kann aber auch die Wirksamkeit bestimmter Chemotherapien ungünstig beeinflussen. Andererseits kann es sein, dass etwa Veganer, denen nicht die volle Auswahl jener Lebensmittel zur Verfügung steht, an die der Mensch seit Jahrzehntausenden gewöhnt ist, von Nahrungsergänzungsmitteln profitieren könnten. Wer Muskelkrämpfe hat, dem könnten etwa Magnesiumpräparate helfen. In Studien an der Durchschnittsbevölkerung jedenfalls fallen Vitaminpillen & Co. regelmäßig durch. Sie erweisen sich dort als unwirksam oder gar schädlich. Allerdings sind einige Mediziner der Ansicht, dass Krebspatienten häufig einen besonderen Bedarf an »Mikronährstoffen« haben, nicht selten allerdings verdienen sie mit den entsprechenden Produkten dann selbst gutes Geld. Nahrungsergänzung sollte man auf jeden Fall mit dem Arzt besprechen. Allerdings kann man sich leider nicht sicher sein, hier auch gut und richtig beraten zu werden. Denn, wie anderswo schon gesagt: Ein Arzt kann nicht alles wissen. Und, ebenfalls wie schon erwähnt: Es gibt schlicht kaum sichere Erkenntnisse zu dem Thema. Möglich ist auch, dass manche dieser Präparate sogar dazu führen, dass es zu einem Mangel an einem anderen Mikronährstoff kommt, weil dieser dann verstärkt mit ausgespült wird. Diese Gefahr besteht, wenn man Mikronährstoffe mit den Lebensmitteln aufnimmt, praktisch nicht. Das Thema sprengt auf jeden Fall den Rahmen dieses Buches. Wir raten schlicht zu einer möglichst abwechslungsreichen ketogenen Ernährung.

Soforteinstieg in die ketogene Diät

Viele Patienten haben nicht die Nerven, erst einmal ein ganzes Buch zu lesen, selbst wenn es so kurz ist wie dieses hier. Sie wollen sofort aktiv werden können. Es ist tatsächlich möglich, sofort mit den ersten Schritten zu einer ketogenen Diät zu beginnen. Allerdings ist es nie ratsam, es mit einer Hauruckmethode zu versuchen. Wer einfach sofort alle kohlenhydrathaltigen Lebensmittel weglässt, kann einerseits unangenehme Begleiterscheinungen erleben, die mit einer eher schleichenden Umstellung weitgehend vermieden werden können, andererseits wird er oder sie zwar vielleicht beim Weglassen richtig liegen, sich aber bei dem, was dann aber zusätzlich gegessen werden muss, noch nicht genügend auskennen.

Diejenigen, die schnell, »noch heute« anfangen wollen, sollten folgendem Plan folgen:

- Bei der nächsten Mahlzeit nur halb so viele Kohlenhydrate essen wie bisher, zum Beispiel also eine Scheibe Brot statt zwei, zum Nachtisch einen halben Apfel statt eines ganzen, die Fett- oder Ölmenge aber so erhöhen, dass insgesamt mindestens genauso viele Kalorien aufgenommen werden wie bei der gewohnten Kohlenhydratzufuhr. Eine Scheibe Brot entspricht kalorisch in etwa 20 Gramm Butter, die dann zum Beispiel zusätzlich auf die eine verbleibende Scheibe gestrichen werden muss, den halben Apfel kann man in etwa durch 10 Gramm 90-prozentige Schokolade ersetzen oder durch noch einmal 7 Gramm Butter auf dem Brot. Achtung: auch in Säften, Cola, Bier etc. sind reichlich Kohlenhydrate.
- Die nächste Mahlzeit ähnlich wie die erste, aber besonders darauf achten, reichlich Fett/Öl und ausreichend Eiweiß zu sich zu nehmen. Die Mahlzeit durch kohlenhydratarmes, mit Butter oder Öl zubereitetes Gemüse wie etwa Brokkoli, Tomaten oder Weißkohl ergänzen. Obst weglassen.
- Eine Grundausstattung mit den wichtigsten Zutaten für eine ketogene Ernährung einkaufen oder jemanden einkaufen schicken. Auf dem Einkaufszettel könnten stehen: Avocado, Mandeln, Hering, Butter, Hartkäse, Mangold, Olivenöl, Rapsöl, Eier, Fleisch, Tofu, Sahnejoghurt, Zitrone, 90-Prozent-Schokolade (85 Prozent geht auch, aber je weniger Kakao, desto mehr Zucker).
- Die nächste Mahlzeit erneut mit der Hälfte der üblichen Kohlenhydrate und einem entsprechenden Mehr an Fett und ausreichend Eiweiß (eine reife Avocado mit Olivenöl, frischem Pfeffer und frischem Zitronensaft ist in 30 Sekunden zum Verzehr bereit, und man hat damit dann auch schon erstmals eines der absoluten Top-Nahrungsmittel der ketogenen Diät auf dem Tisch).
- Bei der Zubereitung der weiteren Mahlzeiten weiter die Kohlenhydrate langsam reduzieren und durch kohlenhydratarme Nahrungsmittel ersetzen – Fettmenge steigern usw.

Je nachdem, wie man Zeit hat, sollte man nebenher Folgendes tun:

- Sich mit diesem Buch beschäftigen.
- Weitere Lebensmittel besorgen.
- Keto-Teststreifen (Keto-Stix) aus der Apotheke oder dem Internet besorgen.
- Einen Termin mit dem Hausarzt oder der Hausärztin machen, um mit ihm oder ihr die Ernährungsumstellung zu besprechen (wenn der Arzt, ohne sich auf das Thema und die Argumente einzulassen, strikt von ketogener Ernährung abrät, sollte man sich überlegen, den Arzt zu wechseln oder sich zusätzlich einen suchen, der hierfür aufgeschlossen ist).

Ketonmessung per Teststreifen

Um festzustellen, ob man tatsächlich »in Ketose« ist, ob also die eigene Leber Ketone (auch Ketonkörper genannt) als Energielieferanten herstellt, kann man in der Apotheke oder im Internet erhältliche »Keton-Teststreifen« nutzen. Mit ihnen wird die Konzentration der Ketone im Urin bestimmt. Es gibt sie von verschiedenen Herstellern, zum Beispiel unter dem Namen Handelsnamen Keto-Stix. Auch Kombi-Teststreifen für Zucker und Ketone im Urin sind im Handel. Über jedes Produkt, seine Anwendung und die Interpretation der angezeigten Werte sollte man sich ausführlich vom Fachpersonal in der Apotheke informieren lassen und die Packungsbeilage lesen. Wenn Ketone im Urin vorhanden sind, schlägt die Farbe auf der Testfläche um. Bei einem Wert im Bereich von 15 Milligramm pro Deziliter (mg/dl) zeigen die meisten Teststreifen eine rosa-violette Färbung. Die Farbe kann man dann mit der Skala auf der Packung vergleichen, um die ungefähre Konzentration genauer zu bestimmen. Etwa einen Wert von 15 mg/dl sollte man auch anstreben.

Am aussagekräftigsten sind die Messungen, wenn man sie am frühen Abend vornimmt – oder irgendwann am Tage, wenn man schon ein paar körperliche Aktivitäten hinter sich hat, aber nicht direkt nach einer starken Anstrengung. Am Morgen direkt nach dem Aufstehen liegt der Wert in der Regel vergleichsweise niedrig. Zwar weisen Studien darauf hin, dass die positiven Wirkungen der ketogenen Diät umso ausgeprägter sind, je stärker ein Patient »in Ketose« ist. Trotzdem sollte man bei den Urinmessungen keine besonders hohen Werte anstreben. Über 80 mg/dl (dunkelviolett) sollten sie nicht steigen. Falls dies doch passiert, sollte man etwas mehr Kohlenhydrate zu sich nehmen oder sich fragen, ob man auch ausreichend getrunken hat. Falls sie deutlich überschritten werden, kann dies ein Hinweis sein, dass der Körper mit dem Ketonstoffwechsel Probleme hat.

Das kommt sehr selten vor, man sollte dies dann aber unbedingt und unmittelbar durch den Arzt untersuchen lassen. Die Werte aus Urinmessungen sagen nur begrenzt etwas über die genauen Konzentrationen im Blut aus. Aber wenn man etwa jene 15 mg/dl ausscheidet, dann bedeutet das, dass im Blut reichlich Ketone vorhanden sind, dass man sich gut in einer Ketose befindet. Man kann aber auch »in Ketose« sein, ohne dass man sie nennenswert im Urin nachweisen kann, etwa direkt nach starken körperlichen Anstrengungen, weil die energiehungrigen Zellen die Ketone dann so effizient aus dem Blut holen, dass über die Nieren kaum mehr etwas verloren geht. Die Blutwerte kann man ab und zu in einer Blutuntersuchung beim Arzt mitbestimmen lassen. Auch in der Apotheke gibt es – allerdings nicht billig – Messgeräte zur Blutzuckermessung, die mit speziellen Messstreifen auch Ketone in einem Blutstropfen bestimmen können, ähnlich denen für Blutzucker.

Herausforderung KetoKüche

Dies ist kein Kochbuch. Die Autoren dieses Buches sind zwar (zumindest zwei von ihnen) passionierte Keto-Hobbyköche, doch es gibt inzwischen zahlreiche passable bis sehr gute Rezeptbücher für die ketogene Küche (siehe Anhang).

Im Grunde ist KetoKüche auch nichts anderes als ganz normales Kochen und Braten, nur eben ohne Kartoffeln, Getreidemehl, Mais, Nudeln, Kürbis, Zucker und mit eher sparsamem Einsatz von ein paar anderen Lebensmitteln und Zutaten, etwa vieler Obstsorten und stärkehaltiger Gemüse. Im vorhergehenden Teil gab es ja auch bereits reichlich konkrete Hinweise zur Zubereitung einzelner Lebensmittel.

Es geht in der ketogenen Küche tatsächlich nicht primär um das, was man weglässt, was man nicht verwendet. Es geht nicht um Nichtzutaten, sondern um Zutaten und ihre Kombination. Es wird nicht primär *ohne* bestimmte Lebensmittel gekocht, sondern *mit* bestimmten, besonders guten und für Krebspatienten geeigneten Lebensmitteln.

Jeder, der kochen kann, kann auch ketokochen.

Jeder, der nicht kochen kann, kann es lernen. Und bei der KetoKüche läuft man nicht einmal die Gefahr, dass der Reis anbrennt, die Nudeln matschig werden oder die Kartoffeln versalzen sind.

Obwohl dieses Buch kein Kochbuch ist, wollen wir Leserinnen und Leser, die sich mit konkreten Rezepten zumindest für den Anfang sicherer fühlen, auch nicht alleine lassen oder gleich wieder zum Bankautomaten und dann in den Buchladen schicken.

Deshalb folgt auf den kommenden Seiten eine kleine Auswahl von uns selbst erprobter Keto-Gerichte. Dazu kommen für diese Neuauflage dieses Buches die erfolgreichsten Rezepturen aus der Lehrküche der KOLIBRI-Studie.

Eines ist zwar selbstverständlich, aber wir wollen es trotzdem noch einmal betonen: Es gibt, wie auch beim normalen Kochen, Gerichte, bei denen man kaum etwas falsch machen kann. Und es gibt anspruchsvollere, bei denen es beim ersten Versuch auch schon mal schief geht. Man darf sich dann nicht entmutigen lassen, sondern sollte es wieder versuchen und experimentieren und dann vielleicht für die Herausforderung beim Kuchenteig oder dem Binden der Sauce oder dem Abschmecken des Desserts mit einer neuen, kreativen innovativen Lösung etwas ganz Neues erfinden.

Kochen macht Spaß. Die KetoKüche macht sogar besonderen Spaß. Denn sie ist wirklich etwas Besonderes. Sie riecht gut, man lernt neue Zutaten, Kombinationsmöglichkeiten, Geschmacksvarianten kennen. Jedes neue nach Rezept gekochte oder selbst erfundene Gericht ist ein Erlebnis. Und jede so zubereitete Mahlzeit ist gut für die Gesundheit.

Wir haben die Rezepte in ein paar unterschiedliche Gruppen eingeteilt. Spezielle Keto-Kochbücher bieten eine noch größere Auswahl. Und wer ins eigene Regal mit den Kochbüchern schaut, wird dort ebenfalls unzählige Rezepte finden, die sich für die ketogene Küche eignen, weil sie ohnehin kohlenhydratarm sind oder weil man nur die Kartoffeln oder den Reis oder die Nudeln weglassen oder durch etwas Kohlenhydratarmes ersetzen muss.

Viel Spaß und guten Appetit.

1) Eier mit Mandeln

Zwei Eier kochen, wie man es am liebsten mag. 50 g Mandeln hacken, 1 EL Kokosöl und Mandelsplitter in Pfanne oder Tiegel leicht erhitzen, Eier pellen, mit Messer zerschneiden, in Pfanne geben, mit Öl und Mandeln vermischen, Hitze abstellen, mit Salz und frisch gemahlenem weißem Pfeffer würzen, servieren. **EFK gesamt: 25; 50,5; 2,7**

Variation:

- Mit Macadamia- oder Pekannüssen oder Kokosraspeln oder gemischt. EFK-Menge individuell berechnen.
- Ergänzung mit anderen Gewürzen, Kräutern, Knoblauch, frisch gehackter Tomate. **EFK-Menge individuell berechnen.**

Beschleunigung:

- Gehackte Mandeln und Öl ohne den Umweg über die Pfanne direkt auf dem Teller über die noch heißen geschnittenen Eier geben.
- Ohne Eier zu kochen alles zusammen in der Pfanne als Rührei zubereiten.

2) Avocado-Macadamianuss-Salat

Eine Avocado schälen, aufschneiden, Kern entfernen, Fruchtfleisch (etwa 200 g) in Würfel zerschneiden, al gusto mit schwarzem, buntem oder weißem Pfeffer würzen, 30 g gesalzene Macadamianüsse grob hacken, zu den Avocadostücken geben, das ganze mit 3 EL glatt gerührtem Sahnejoghurt toppen, servieren. **EFK gesamt: 8,2; 76; 3**

Variation:

- Tomate zerschneiden, abtropfen lassen, Salat damit ergänzen. EFK-Menge individuell berechnen.
- Andere Gewürze und Kräuter ergänzen. EFK-Menge individuell berechnen.
- Zitronensaft und Olivenöl statt Sahnejoghurt über die Avocadostücke geben. EFK-Menge individuell berechnen.

3) Rührei mit Käse

Zwei Eier mit einer Gabel in einer Schüssel leicht verschlagen, 50 ml Sahne zugeben und kurz unterrühren. In einer Pfanne etwa 20 g Butter oder Kokosöl schmelzen lassen und die Eier-Sahne-Mischung zugeben. Bei leichter bis mittlerer Hitze braten, nach gut einer Minute mit einem Spatel die Masse an 2–3 Stellen vom Rand der Pfanne zur Mitte hin schieben, dadurch wird das Rührei dick. Nun 50 g geriebenen Käse (Hartkäse, Vollfettstufe) auf die Eimasse streuen. Nach Geschmack salzen, aber vorsichtig, der Käse ist auch salzig. Weiter braten, bis die Masse gestockt und der Käse geschmolzen ist. **EFK gesamt: 31,4; 61; 2,6**

Variation:

- Man kann die Käsemenge nach Geschmack erhöhen oder erniedrigen und den Käse zusätzlich belegen, zum Beispiel mit gebratenem Speck oder Garnelen oder gebratenen Paprikawürfeln, gedünsteten Spinatblättern, Avocadospalten oder frischen gehackten Kräutern, für individuelle Schärfe können klein geschnittene Chilischoten sorgen.

4) Sardinen mit Kapern

Eine Dose Sardinen in Olivenöl (125 g Gesamtgewicht) komplett in eine Schüssel füllen, die Sardinen mit einer Gabel im Öl zerdrücken. Eine kleine Zwiebel halbieren, eine Hälfte (20 g) sehr fein würfeln und zufügen. Etwa 1 TL abgeriebene Schale einer Bio-Zitrone, 1 EL Zitronensaft und gemahlenen schwarzen Pfeffer nach Geschmack zufügen und untermischen. 1 EL Kapern (in Essig) abtropfen lassen, fein hacken und zugeben, 2 EL fein gehackte glatte Petersilie unterrühren und eventuell nachsalzen (die Kapern sind salzig). Schmeckt sehr gut pur oder mit Knusperbrot (Rezept siehe Seite 155) oder zu hart gekochten Eiern. **EFK gesamt: 19,7; 29,1; 3,9**

5) Hackfleisch mit Avocado

Eine kleine Zwiebel (50 g) in 50 ml Kokosöl anbraten. 200 g Rinderhack unterrühren und mitbraten, bis das Fleisch leicht braun und krümelig wird. Mit etwas trockenem Rotwein (50 ml) ablöschen. Mit 2 TL Tomatenmark, 1 TL Paprikamark (Ajvar), Salz, Pfeffer und italienischen Kräutern würzen. Fruchtfleisch von 1 Avocado (ca. 200 g) würfeln und unter die Hackfleischmasse rühren. **EFK gesamt: 50,9; 125,4; 7,9**

Variation:

- Man kann auch noch Zucchinistücke unterrühren oder die Hackfleischmischung mit »Zucchinispaghetti« zusammen servieren. EFK dann individuell berechnen.

6) Feldsalat mit Avocado, Nüssen und Gorgonzola

200 g Feldsalat waschen und in eine große Schüssel geben. 100 g Avocadofleisch in Würfel schneiden, 100 g Gorgonzola zerkrümeln bzw. in Würfel schneiden, 50 g Walnüsse klein hacken. Alles mit dem Salat mischen. Mit Salz, Pfeffer, Kräutern nach Geschmack und ein paar Spritzern gutem Essig sowie 50 ml nativem Olivenöl mischen und mit ein paar Granatapfelkernen (50 g) bestreuen. **EFK gesamt: 32,5; 137,1; 15,5**

1) Käsesoufflé

Vier Eier trennen, Eiweiß in einen Schlagkessel geben, Eigelbe in eine Schüssel geben und schaumig rühren. Zu den 4 Eiweiß nochmals 3 Eiweiß dazugeben und sehr steif schlagen. Das schaumige Eigelb in mehreren Portionen mit einem Spatel unter das geschlagene Eiweiß heben, dabei nicht zu stark rühren. Nun 300 g würzigen Käse, zum Beispiel Gruyere, alten österreichischen oder Allgäuer Bergkäse oder auch Parmesan frisch reiben oder schon gerieben gekauften Käse unter die Eiermasse heben. Mit einer Prise frisch geriebenem Muskat würzen, wer den Geschmack von Muskat nicht mag, kann es auch weglassen. In eine am Boden gebutterte Souffléform einfüllen, mit einem Messer oben etwas einritzen und sofort bei 175 °C etwa 45 Minuten im vorgeheizten Backofen backen. Die Backofentür dabei nicht aufmachen, sonst fällt das Soufflé zusammen. Wenn das Soufflé gut gebräunt ist, aus dem Ofen nehmen und sofort servieren. Dazu passt ein grüner Salat. **EFK gesamt (mit Parmesan): 140,4; 131,3; 2,9**

2) Raclette

Knollensellerie in Scheiben schneiden und dünsten, bis er noch leicht bissfest ist. Die Scheiben dienen als Kartoffelersatz; noch warm vierteln, in eine kleine Raclettepfanne geben und mit Gemüsestückchen nach Wahl belegen, zum Beispiel mit roten Paprikawürfeln oder klein geschnittenen Pilzen oder Stangenselleriescheibchen oder Tomatenwürfeln oder dünnen Zwiebelscheiben. Mit Raclettekäse belegen und im Grill schmelzen lassen. Man kann auch zuerst Speckscheiben im Pfännchen braten, dann Gemüse nach Wahl und zuletzt den Käse dazugeben. Wenn der Käse geschmolzen ist, das Ganze auf die Selleriescheiben gießen. **Der EFK-Gehalt ist hier individuell zu berechnen.**

3) Blumenkohlpizza

300 g rohen Blumenkohl sehr fein hobeln. 2 Eier in einer Schüssel gut schaumig rühren, den gehobelten Blumenkohl und 150 g geriebenen Käse (Hartkäse, Vollfettstufe) untermengen. Die Mischung auf ein mit Backpapier ausgelegtes Backblech geben und verstreichen, sodass das ganze Backblech bedeckt ist. Im auf 200 °C vorgeheizten Backofen etwa 40 Minuten backen, bis der Teig gut gebräunt ist. Anschließend mit einer Mischung aus Tomatenmark, klein geschnittenen Tomaten aus der Dose und fein zerkrümeltem Oregano bestreichen und nach Wahl belegen, zum Beispiel mit Salami, Oliven, Kapern, mit in kaltem Wasser gewaschenen, trocken getupften und klein geschnittenen Sardellen. Nochmals Käse darüberstreuen und 10 Minuten bei 200 °C backen. Die Pizza reicht für zwei hungrige Personen. **EFK Pizzateig gesamt: 65; 59,2; 7,8. Die EFK-Menge der fertigen Pizza richtet sich nach dem Belag und sollte individuell berechnet werden.**

4) Krabbencocktail

Einen Becher Crème fraîche (30 % Fett, 150 g) mit 20 ml Sahne und 10 ml Zitronensaft (etwa 1 EL) glatt rühren. 20 g Tomatenmark unterrühren und mit Salz, frisch gemahlenem schwarzem Pfeffer und Cayennepfeffer kräftig würzen; die Garnelen mildern die Schärfe hinterher ab. Etwas Süßstoff (1 Spritzer) zufügen, die Mischung soll nur ganz leicht süßlich schmecken. Wer es mag, kann noch 2 EL guten Cognac zufügen. Teller mit geputztem Pflücksalat belegen, zum Beispiel mit Salanova. 300 g Garnelen (frisch oder Tiefkühlware) auf die Teller verteilen und die Sauce darüber geben. Als Vorspeise für vier, als Hauptgang für zwei Personen. **EFK gesamt: 62; 55,3; 10**

5) Gebratene Forelle mit Mandelblättchen, Selleriepüree und sahnigem Gurkensalat

Man kann das Gericht mit ganzen Fischen oder bereits filetierten Forellen zubereiten, die Größe der Tiere ist dabei sehr variabel. Ein Filet (etwa 200 g) in einer Pfanne in 20 g Butter bei leichter bis mittlerer Hitze anbraten. Wenn es sich vom Pfannenboden lösen lässt, wenden und fertig braten. Das Fischfleisch nicht zu lange braten, sonst wird es trocken; wenn das Filet noch ganz leicht glasig aussieht, ist es fertig. Während das Filet brät, 1 EL Mandelblättchen (etwa 10 g) trocken in einer Pfanne anrösten, bis sie leicht gebräunt sind. Den Fisch auf vorgewärmte Teller geben, mit Zitronensaft, Fleur de Sel und etwas Pfeffer würzen, und die Mandelblättchen darüberstreuen. Dazu passt sahniger Gurkensalat: 200 g Gurke fein hobeln und mit einem Dressing aus 1 EL Zitronensaft, 30 ml Sahne, Salz, Pfeffer und fein geschnittenem, frischem Dill mischen.

Als Beilage Selleriepüree (Rezept siehe Kategorie »Grundrezepte«) reichen. **EFK gesamt (Fisch und Gurkensalat): 49,4; 43,7; 1,6**

1) Vanillecreme mit Früchten und Nüssen

50 g Mascarpone mit 50 g Sahne aufschlagen. Nach Geschmack Süßstoff oder Stevia und echte Vanille (als Pulver im Bio-Markt erhältlich) unterrühren. 20 g klein gehackte Beerenmischung (ungezuckerte Tiefkühlware oder frische Beeren), 10 g gehackte Walnüsse und 10 g gehackte Paranüsse darüberstreuen. **EFK gesamt: 6,5; 53; 6,2**

2) Mandelmousse

50 g zuckerfreies Mandelmus (Bio-Laden) mit 150 g Crème fraîche (40 % Fettgehalt) und 50 ml Sahne cremig schlagen. Nach Geschmack mit Süßstoff oder Stevia süßen. **EFK gesamt: 15,7; 103,8; 8,3**

Variation:

- Geht auch mit anderen Nussmussorten wie zum Beispiel Walnuss oder Haselnuss und Zugabe von Kakaopulver und Gewürzen wie Zimt. EFK individuell berechnen.

3) Mousse au Chocolat

100 g dunkle Schokolade (85–99 %) klein reiben oder in kleine Stückchen schneiden. Schokolade mit 2 ganz frischen(!) Eiern (Größe M), 25 g Butter und 1 EL stark gebrühtem Kaffee (Espresso) in eine passende Schüssel zum Einhängen fürs Wasserbad geben und unter konstantem Rühren im Wasserbad erhitzen, bis eine schön gleichmäßige Creme entsteht. Die Schüssel aus dem Wasserbad nehmen, und die Creme erkalten lassen. 125 ml Sahne steif schlagen und unter die Creme rühren. Im Kühlschrank über Nacht erkalten lassen. **EFK (schokoladeabhängig) durchschnittlich gesamt: 23,4; 130,4; 26**

Variation:

- Man kann auch noch Gewürze wie zum Beispiel Zimt oder Lebkuchengewürz in die Mousse geben.

4) Panna cotta mit Kokosmilch

Zwei Blatt weiße Gelatine in kaltem Wasser einweichen. 100 ml Sahne mit einer aufgeschnittenen Vanilleschote in einem Topf unter ständigem Rühren zum Kochen bringen und etwa 5 Minuten eindampfen (Achtung: einen hohen Topf nehmen, es schäumt stark auf). 0,5 ml Süßstoff, ½ TL abgeriebene Schale von Limette oder Orange und 200 ml ungesüßte kohlenhydratarme Kokosmilch zugeben, weitere 5 Minuten unter Rühren kochen. Creme vom Herd nehmen, Gelatine ausdrücken und unter die heiße Creme rühren. Creme etwas abkühlen lassen und dann in Portionsgläser oder Förmchen füllen. Über Nacht oder mindestens 5 Stunden kühl stellen. **EFK gesamt: 8,0; 67,7; 9,4**

Variation:

- Die Panna cotta kann auch mit Papayamus wie im Rezept für Papayagelee beschrieben, aber ohne Gelatine, serviert werden. EFK dann individuell berechnen.

5) Pancakes/Pfannkuchen

Ein Ei verquirlen, 40 g Mandelmehl, eine Prise Salz und 30 ml Sahne unterrühren. Aus dem Teig in einer gut gebutterten Pfanne bei leichter Hitze kleine Pfannkuchen oder Pancakes backen. Die Teigmenge ergibt 4 Pfannkuchen, die in insgesamt 20 g Butter gebacken werden. Für Pfannkuchen den Teig dünn ausstreichen, bei leichter bis mittlerer Hitze braten, bis die Oberfläche trocken aussieht. Dann mit einem breiten Spatel wenden (Vorsicht, der Pfannkuchen bricht leicht) und fertig braten. Für Pancakes den Teig etwas dicker ausstreichen. **EFK gesamt: 16,3; 54; 3**

6) Papayagelee

200 g Fruchtfleisch von einer Papaya mit ein paar Tropfen Limettensaft und Süßstoff nach Geschmack pürieren. 4 Scheiben Blattgelatine in kaltem Wasser einweichen, in einem kleinen Rührbecher durch kurzes Erwärmen schmelzen. Das geht zum Beispiel gut in der Mikrowelle, es dauert nur wenige Sekunden. 2 EL Papayamus zügig unter die flüssige Gelatine rühren, dann das restliche Mus einrühren. Die fertige Masse in eine oder zwei Schüsseln oder Gläser füllen und fest werden lassen. Je nach Vorliebe direkt aus dem Glas oder auf einen Teller gestürzt verzehren. Mit Sahnetupfern verzieren; dazu 200 g Sahne für die gesamte Rezeptmenge schlagen. **EFK Papayagelee gesamt: 6,9; 0,3; 14,1, mit Sahne EFK gesamt: 9,3; 30,4; 17,5**

Variation:

- Geht auch mit Himbeeren, Blaubeeren, Waldbeerenmischungen oder anderen kohlenhydratarmen Beeren.

1) Zitroniger Kokos- oder Sahneshake

200 ml kaltes Wasser mit 25 g neutralem Eiweißpulver in einem Mixbecher glatt rühren. 20 g weißes Mandelmus und 10 ml Kokosöl zufügen und mixen. 1 TL abgeriebene Schale einer Bio-Zitrone und Süßstoff/Stevia nach Geschmack zugeben. Zum Schluss 100 ml cremige Kokosmilch oder eine Mischung aus 50 ml cremiger Kokosmilch und 50 ml Sahne oder 100 ml Sahne zugeben und alles mit dem Zauberstab gut durchmixen. Der Kohlenhydratgehalt von Kokosmilch kann je nach Produkt stark schwanken: Es gibt welche mit 2,5 g pro 100 ml, aber auch welche mit 9,1 g Kohlenhydraten pro 100 ml; möglichst kohlenhydratarme Sorten wählen. **EFK gesamt mit kohlenhydratarmer Kokosmilch: 28,7; 39,2; 1,9, EFK gesamt mit Sahne: 28,4; 53,4; 5,4**

Variation:

- Statt Zitronenschale kann der Shake auch mit Vanille oder anderen Gewürzen, zum Beispiel mit gemahlenem Kardamom oder mit flüssigem Buttervanillearoma oder auch mit 1 EL Kakao gemischt werden.
- Für würzigen Kokosshake die Mischung mit 1 Prise Salz und ½ TL gemahlenem Kreuzkümmel würzen.

2) Sahneshake mit Früchten

200 ml kaltes Wasser mit 25 g neutralem Eiweißpulver in einem Mixbecher glatt rühren. 20 g weißes Mandelmus und 10 ml Kokosöl zufügen und mixen. Nach Belieben einige kohlenhydratarme Beeren zufügen und ebenfalls pürieren. Süßstoff oder Stevia nach Geschmack und 100 ml Sahne zugeben, alles mit dem Zauberstab gut durchmixen. **EFK gesamt (Shake ohne Beeren): 28,4; 53,4; 5,4**

3) Lassi mit Kreuzkümmel

100 g Sahnejoghurt (10 % Fett) mit 70 ml Wasser mischen; wer das Getränk dünnflüssiger mag, kann mehr Wasser zufügen. Eine Prise Salz und Kreuzkümmel zufügen, gut verrühren, kühl trinken. **EFK gesamt: 3,1; 10; 3,7**

Variation:

- Für süßes Lassi die Joghurt-Wasser-Mischung mit etwas Süßstoff oder Stevia nach Geschmack süßen und 30 g pürierte Papaya zugeben. **EFK gesamt: 3,3; 10; 4,4**

4) Eistee

Normalen Tee, entweder schwarz, grün oder weiß, aus einer Teesorte nach Geschmack zubereiten – eventuell auch einen Kräutertee oder aromatisierten Tee dazugeben und abkühlen lassen. Mit etwas Süßstoff würzen und im Kühlschrank kalt stellen.

5) Chai

Das klassische indisch/asiatische Getränk wird mit Milch zubereitet. Für die ketogene Variante wird die zuckerärmere Sahne verwendet. 6 Kardamomkapseln, 1 EL Fenchelsamen, 4 Nelken, 1 Stange Zimt, 1 TL Anissamen und 1 TL klein gehackten Ingwer in einen Gewürzbeutel oder in ein großes Teeei füllen und in einem Topf mit 900 ml Wasser aufkochen. 100 ml Sahne dazugeben, kurz aufkochen und dann vom Herd nehmen. 5 EL kräftigen schwarzen Tee in einem weiteren Teebeutel oder einem Teeei dazugeben, 3–8 Minuten ziehen lassen.

Gewürze und Tee entfernen und nach Geschmack mit Stevia oder Süßstoff nachsüßen. Mit Zimt bestreut warm servieren. **EFK gesamt: 2,4; 31,7; 4,1**

6) Minztee

Aus frischen Minze- oder Zitronenmelisseblättern einen Tee kochen, dazu 3 Stängel mit 1 Liter kochendem Wasser übergießen. Man kann auch Beuteltee verwenden, aber Tee aus frischen Blättern schmeckt besser. Mit einigen Spritzern Zitronensaft würzen und mit Süßstoff oder Stevia nach Geschmack süßen.

Gut gekühlt oder in einem Glas mit Eiswürfeln trinken. Der Eiweiß- und Fettgehalt ist vernachlässigbar, Kohlenhydrate werden vom Zitronensaft beigesteuert. 10 ml Saft, das entspricht etwa 2 TL, enthalten 2 g Kohlenhydrate.

7) Ingwertee oder Ingwerlimonade – erfrischend und gut bei Übelkeit

Frischen Ingwer (etwa 30 g) schälen und in Scheiben schneiden. Für Tee mit 1 Liter kochendem Teewasser übergießen und 10 Minuten ziehen lassen. Der Tee kann je nach den persönlichen Vorlieben mit Minze, Limettensaft, Orangensaft oder Zitronensaft aromatisiert werden. Wer den Tee süß haben möchte, gibt ein paar Tropfen Süßstoff oder Stevia dazu.

Für Limonade die Ingwerscheiben in einer Karaffe oder Weithalsflasche mit 1 Liter kaltem Leitungswasser oder aufgesprudeltem Wasser begießen. 1 Scheibe Limette oder Zitrone oder Orange oder ein paar frischen Minzblätter dazugeben, über Nacht im Kühlschrank ziehen lassen. Nach Geschmack mit Stevia oder Süßstoff süßen. **EFK: vernachlässigbar, mit Orangen- oder Zitronensaft etwa 2 g einplanen.**

1) Brot

Schnelles Mandel»brot«: 1 Ei mit einer Gabel verquirlen, 50 g gemahlene Mandeln unterrühren. In einer kleinen Pfanne 1 TL Butter oder Kokosöl (5 g) erhitzen, die Mandelmasse in die Pfanne geben und flach drücken, sodass ein runder Taler von knapp 1 cm Höhe entsteht.

Auf beiden Seiten bei leichter Hitze goldbraun braten, aus der Pfanne nehmen und auf Küchenpapier entfetten. Nach dem Erkalten kann man den Mandeltaler quer halbieren, buttern und nach Wahl belegen. Man kann dem Teig vor dem Braten eine Prise Salz für pikanten Belag oder etwas Süßstoff/Stevia zufügen, wenn man Fruchtpüree oder eine süße Creme dazu essen möchte. **EFK gesamt: 17,4; 38; 2,3**

Knusperbrot: 60 g Paranüsse grob hacken, in einer Schüssel mit 60 g Kürbiskernen, 40 g frisch geschroteten Leinsamen, 40 g Sesamsamen, 40 g Hanfnüssen, 30 g Proteinpulver (zum Beispiel Sojaprotein) und 50 g gemahlenen Mandeln mischen. 2 Eier schaumig rühren, 30 ml Rapsöl zugeben und weiter rühren, 1 gestrichenen EL Salz zufügen und verrühren. Die Nussmischung unter die Eier-Öl-Masse rühren, 1–2 EL kaltes Wasser zufügen. Ein Backblech mit Backpapier auslegen, den Teig auf das Blech geben und mit nassen Händen verteilen und so flach drücken, dass das ganze Blech bedeckt ist. Das Brot wird dann etwa so dünn wie Knäckebrot. Im vorgeheizten Ofen bei 170 °C etwa 45 Minuten backen. Aus dem Ofen nehmen, erkalten lassen und in Stücke brechen. Im Kühlschrank hält sich das Knusperbrot mehrere Tage, wenn man die Stücke in eine mit Backpapier ausgekleidete Blechdose füllt. **EFK gesamt: 100; 184; 19**

Variation:

- Aus Knusperbrot kann man auch Müsli machen: dazu statt der 2 Eier 30 g Sojaprotein mit 200 ml kaltem Wasser glatt rühren, 1 TL Salz zufügen, dann alle anderen Zutaten bis auf die gemahlenen Mandeln in den angegebenen Mengen zugeben. Von den gemahlenen Mandeln nicht 50 g, sondern 80 g zugeben. Nach dem Backen und dem Erkalten ist das »Brot« sehr brüchig, man kann es in sehr kleine Stücke brechen und als Grundlage für Müsli verwenden. Das Müsli ist für Veganer geeignet; geht auch mit Sojamehl. **EFK gesamt: 90; 187; 19,3**

2) Auflauf

Geputztes, klein geschnittenes Gemüse, zum Beispiel Paprikaschoten, Selleriestangen, Knollensellerie, Blumenkohl oder Brokkoli, leicht dünsten oder in Butter oder Kokosöl bei leichter Hitze sanft braten. Das vorgegarte Gemüse in eine feuerfeste Form geben, mit gewürzter Eiersahne begießen und im vorgeheizten Backofen bei 160 °C etwa 40–50 Minuten backen. Für die Eiersahne 2 Eier (Größe M, pro Ei etwa 60 g) gut verquirlen, 50 ml Sahne und 50 g Sauerrahm (40 % Fett) zugeben und ebenfalls verquirlen – diese Menge reicht gut für eine Gemüsemenge für zwei Personen. Mit Salz und Pfeffer würzen und je nach Geschmack und Gemüse weitere Gewürze zugeben, zum Beispiel Paprikapulver, frisch geriebene Muskatnuss, gemahlenen Koriander, Kurkuma, Kreuzkümmel, Currypulver … Am Schluss kann noch geriebener Käse, zum Beispiel Parmesankäse, über den Auflauf gestreut werden, den man im Ofen kurz bräunen lässt. Das Gemüse kann man auch mit gekochtem, gewürfeltem Fleisch, zum Beispiel Rindfleisch, oder mit gewürfeltem Tofu mischen. Wer eine kleinere Portion zubereiten möchte, nimmt weniger Gemüse und die Hälfte der Eiersahne. **EFK Eiersahne gesamt: 17,7; 50; 3,5**

3) Cremesuppen

Cremesuppen können mit verschiedenen Gemüsesorten gemacht werden. Gut geeignet sind Blumenkohl oder Brokkoli, aber auch Pilze, Sellerie, Paprika oder andere stärkearme Gemüse kann man für Cremesuppen verwenden. Die gekochte und pürierte Gemüsesuppe lässt sich auch sehr gut portionsweise einfrieren und bei Bedarf schnell fertig stellen. Das geputzte Gemüse, zum Beispiel 500 g rote Paprika, wird klein geschnitten und zusammen mit klein gewürfelter Zwiebel (20 g) in 10 g Kokosöl angeschwitzt. Mit einem halben Liter Gemüsebrühe (entweder selber gekocht oder Brühwürfel) auffüllen und etwa 10 Minuten kochen, bis das Gemüse weich ist. Mit einem Stabmixer pürieren und eine Dose (400 ml) cremige ungesüßte Kokosmilch zugeben, mit Salz, frisch gemahlenem Pfeffer, etwas Ingwer- und Chilipulver würzen. Zum Schluss einen Becher Crème fraîche (30 % Fett, 150 g) zugeben. Statt Kokosmilch kann man auch Sahne benutzen, je nach Gemüse passen andere Gewürze, zum Beispiel frisch geriebene Muskatnuss und etwas Senf zum Blumenkohl oder Zitronensaft zu Pilzen (Pilzcremesuppe nicht pürieren). Das Verhältnis von Gemüsebrühe zu Sahne oder Kokosmilch kann ebenfalls variiert werden. Wer es sahniger mag, nimmt weniger Gemüsebrühe und mehr Sahne oder Kokosmilch. **Die EFK-Menge sollte hier individuell berechnet werden.**

4) Sahnesuppe mit Spinat und Gorgonzola

100 ml Sahne mit 20 g Kokosfett erhitzen und 100 g Gorgonzola darin schmelzen lassen. In die Suppe noch 200 g frischen Spinat geben und zerfallen lassen. Mit Salz, Pfeffer und frisch gemahlenem Muskat nach Geschmack würzen. Die Suppe kann bei Schluckbeschwerden auch mit dem Stabmixer püriert werden; dann eventuell auch nur sehr mild würzen. In einen Teller geben und 20 g in Streifen geschnittenen, geräucherten Wildlachs zugeben.
EFK gesamt: 31; 84; 5,3

5) Gemüsepfanne/Wokpfanne

Fein geschnittene Zwiebel und Ingwer in Kokosöl unter Rühren bei mittlerer Hitze anbraten. Geputztes, klein geschnittenes kohlenhydratarmes Gemüse nach Wahl zugeben, zum Beispiel dünne Zucchinischeiben, in dünne Scheiben geschnittene Möhren (wenig), Blumenkohl in kleinen Röschen, rote gewürfelte Paprika, Lauchringe oder Spinat. Das Gemüse unter Rühren bei mittlerer Hitze anbraten, bis es zwar gar, aber noch gut bissfest ist, dabei die Gemüsesorte mit der längsten Garzeit zuerst in die Pfanne geben, am Schluss die Sorte, die am schnellsten gar wird. Geröstete Sesamsamen oder geröstete Mandelblättchen darüberstreuen und das Gemüse auf Teller geben. Einige Spritzer Zitronensaft dazugeben und gutes, kalt gepresstes Olivenöl darübergießen. Mit Fleur de Sel und frisch gemahlenem schwarzem Pfeffer bestreuen. Alternativ einzelne Gemüsesorten, zum Beispiel in etwa 1 cm dicke Scheiben geschnittene Zucchini oder Gurken, in reichlich Olivenöl bei starker Hitze braten, bis die Scheiben gebräunt sind. Mit gutem Fleur de Sel bestreut ergibt sich eine intensive Geschmackskombination von Olivenöl, Gemüse und Salz. Die Gemüsepfanne ist einfach zuzubereiten, es gibt je nach Gemüsesorte sehr viele Varianten. Auch fertige Tiefkühl-Gemüsepfannen können verwendet werden, wenn sie kohlenhydratarm sind. Man kann die Gemüsepfanne auch mit anderen Zutaten, wie etwa gebratener, gewürfelter Hähnchenbrust oder Rindfleisch oder Tofu, anrichten. **Die EFK-Menge muss individuell berechnet werden. Über die Ölmenge lässt sich ein ausreichender Fettanteil erreichen.**

6) Angemachter Quark/Käse

Pikanter Quark: Als Beilage zu Gemüse- und Fleischgerichten oder zusammen mit gedünsteten Selleriescheiben oder auf ketogenem Brot.

Einen Becher Quark (250 g, Rahmstufe, 40 % Fett) in eine Schüssel geben und mit 50 ml Sahne und 20 ml Kokosöl verrühren. EFK gesamt: 29; 64,3; 8,2. Dieses Grundrezept kann in vielen Varianten angerichtet werden:

- Für den badischen »Bibiliskäs« wird klein gewürfelte Zwiebel (20 g) sowie Schnittlauch in Röllchen (40 g) und Paprikapulver zugegeben und mit dem Quark verrührt. Nach Geschmack salzen und pfeffern. **EFK gesamt: 30,8; 64,6; 9,8**
- Man kann auch eine halbe Salatgurke (250 g) fein hobeln und zusammen mit 20 g Zwiebelwürfeln, einer durchgepressten Knoblauchzehe (10 g) und 10 ml nativem Olivenöl unter die Grundmasse mischen, noch 1 EL Zitronensaft (10 ml) dazu, mit Salz und Pfeffer oder frischen, in kleine Würfel geschnittene Chilischoten würzen. **EFK gesamt: 28,0; 74,4; 18,5**
- Frische, fein gewiegte Kräuter wie zum Beispiel Dill, Petersilie, Koriander oder Kerbel zusammen mit 20 g klein gehackter Zwiebel unterrühren, auch hier schmecken das Olivenöl und der Zitronensaft gut. **EFK gesamt (ohne Kräuter): 29,3; 74,4; 11,2**

Sahniger Dip: Als Beilage zu Fleischfondue oder auf Eiweiß- oder Knusperbrot. Mit rohen Gemüsesticks kann man damit den klassischen italienischen Pinzimonio (Gemüsesticks mit frischem Olivenöl) variieren.

Einen Becher Crème fraîche (30 %, 150 g) mit wenig Salz und 1 TL Zitronensaft glatt rühren. EFK gesamt: 4,5; 45; 4,6. Mit unterschiedlichen Gewürzen lassen sich verschiedene Varianten herstellen, zum Beispiel:

- Fein gehackten frischen Ingwer (1 TL) und etwas gutes Currypulver zufügen, wer gerne scharf isst, kann noch frische rote Chilischoten klein schneiden und unterrühren. **EFK gesamt (ohne Chili): 4,5; 45; 5,1**
- Frische Tomaten häuten, das Fruchtfleisch klein würfeln und 2 EL davon mit 1 TL (etwa 5 g) Olivenöl unterrühren. **EFK gesamt: 4,7; 50; 5,1**
- 1 El fein gewiegte Kapern untermischen. Die Masse vorher nicht salzen, denn die Kapern sind sehr salzig; eventuell die Kapern wässern. **EFK gesamt: 4,7; 45; 5,1**

- 2 in Salz eingelegte Sardellenfilets mit Wasser abspülen, trocken tupfen und fein hacken, mit 1 EL gehackter glatter Petersilie in den Dip rühren. **EFK gesamt: 6,5; 45,2; 4,8**
- Frische Kräuter nach Geschmack ganz fein hacken und unterrühren, zum Beispiel Dill, Petersilie, Thymian, Oregano, Rosmarin oder Kerbel. EFK-Menge je nach Kraut und Menge individuell berechnen.

Obatzda: Im Sommer im Biergarten zu einem kleinen Diätbier und eventuell einer Scheibe Eiweißbrot.

200 g fetten Camembert oder Tortenbrie (60 % Fett) bei Raumtemperatur stehen lassen, bis er ganz weich ist (zum Beispiel über Nacht). Diesen zusammen mit 100 g weicher Butter mithilfe einer Gabel in einer Schüssel zerdrücken und so vermischen, dass eine feinkrümelige Masse entsteht. 1 kleine Zwiebel (100 g) fein hacken. Wer rohe Zwiebeln nicht verträgt, kann sie leicht glasig dünsten. 1 TL Kümmel im Mörser grob zerstoßen. Die Käse-Butter-Masse mit den Zwiebeln und dem Kümmel gut vermischen, mit ¼ TL Paprikapulver scharf und 1 TL Paprikapulver edelsüß sowie Salz und Pfeffer nach Geschmack würzen. **EFK gesamt: 19,8; 122,4; 5,6**

Variation (EFK individuell berechnen):

- Statt 200 g Camembert: 100 g Camembert und 100 g Romadur oder Limburger nehmen, dann wird es etwas kräftiger,
- noch 2 EL saure Sahne und Frischkäse (Doppelrahmstufe oder Crème fraîche) unterrühren,
- etwas Diätbier dazugeben.

7) Statt Kartoffelpüree, Bratkartoffeln, Reis – Selleriepüree, Bratsellerie, Blumenkohlreis

Selleriepüree: Einen Knollensellerie (500 g) schälen und in etwa 1 cm große Würfel schneiden, es bleiben etwa 300 g geputztes Gemüse übrig. Wenig Wasser zufügen, der Topfboden sollte nur knapp bedeckt sein. Aufkochen, die Hitze zurückschalten und bei kleiner Hitze etwa 25 Minuten dünsten, bis die Würfel sehr weich sind. Im Idealfall bleibt kaum Flüssigkeit zurück. Mit einem Stabmixer die Würfel zusammen mit 50 ml Sahne fein pürieren. Nun 50 g Butter, Salz, Pfeffer, nach Geschmack etwas frisch geriebenen Muskat und Kräuter unterrühren. **EFK gesamt: 6,4; 58,3; 9**

Variation:

- Sahne und Butter austauschen gegen 80 g Mascarpone und 25 g Butter. **EFK gesamt: 8,4; 60,5; 11,8**
- 50 g geriebenen Parmesan und etwas Zitronensaft zugeben. **EFK gesamt: 22,4; 75,7; 9**
- Statt Sellerie gehen auch Petersilienwurzeln, Kohlrabi oder Pastinaken. **EFK individuell berechnen.**

Blumenkohlpüree: Einen guten Kartoffelpüreeersatz bekommt man auch mit Blumenkohlpüree; dazu 300 g geputzten, gehobelten Blumenkohl in wenig Wasser dünsten, bis er weich ist. Im Idealfall bleibt keine Flüssigkeit zurück, ansonsten die verbliebene Flüssigkeit abgießen und den Kohl eventuell auspressen. Mit dem Stabmixer pürieren, salzen und pfeffern und mit je 30 g Butter und Mascarpone verrühren. **EFK gesamt: 7,7; 40; 8,4**

Bratsellerie: Knollensellerie (500 g) etwa ½ cm dick in Scheiben schneiden und dünsten, bis die Scheiben weich sind und dann in Würfel schneiden. In 25 ml Kokosöl goldbraun braten, mit Salz und Pfeffer würzen. **EFK gesamt: 7,5; 26,4; 7,8**

Variation:

- Zuerst 20 g Zwiebeln klein würfeln und im Fett anbraten, 150 g klein gewürfelten Frühstücksspeck zugeben und mitbraten. Erst dann die Selleriewürfel zugeben, würzen und fertig braten. **EFK gesamt: 33,2; 38,4; 10**
- Man kann auch Rettich oder Kohlrabischeiben wie Sellerie braten. **EFK individuell berechnen.**

Blumenkohlreis: 300 g rohe, geputzte Blumenkohlröschen auf einem Hobel nicht zu fein reiben. Eventuell etwas zerkrümeln, sodass reisartige Körnchen entstehen. 20 g Butter in einer Pfanne erhitzen, den Blumenkohl zugeben und bei mittlerer Hitze unter Rühren etwa 5 bis 8 Minuten braten, bis der Blumenkohl gar ist. Kann eventuell mit Kurkuma aromatisiert werden. **EFK gesamt: 6,8; 17,5; 7,1**

Variation:

- 10 g Knoblauch (1 große Zehe) zerdrücken und zusammen mit dem Blumenkohl braten. **EFK gesamt: 7,4; 17,5; 9,9**

Die 10 beliebtesten Rezepte aus der Lehrküche der KOLIBRI-Studie

In Deutschland läuft unter Federführung von Medizinern und Biologen der Unikliniken Würzburg und Mannheim noch bis Ende 2016 die KOLIBRI genannte Studie. Die Abkürzung steht für **KO**hlenhydrat-**LI**mitierte **BR**ustkrebs-**I**ntervention. Sie wird durchgeführt in der Kurklinik Bad Kissingen und gefördert mit Mitteln der Deutschen Rentenversicherung. Es wird untersucht, wie drei verschiedene Ernährungsformen (ketogen, LOGI nach Nicolai Worm, DGE-Ernährung) von Brustkrebspatientinnen vertragen und beurteilt werden und welchen Einfluss sie auf die Lebensqualität, Körperkomposition und Leistungsfähigkeit haben. Den Teilnehmerinnen wird in einer Lehrküche bei der Umsetzung geholfen.

Die folgenden Rezepte sind die bislang beliebtesten und erfolgreichsten aus der Gruppe, die sich ketogen ernährt. Sie wurden für die Neuauflage dieses Buches exklusiv von Frau Susanne Reidelbach zur Verfügung gestellt, die Patientinnen dort als Diät- und Ernährungsberaterin betreut.

Berechnet wurden die Rezepte und deren Nährstoffinhalte mithilfe der Ernährungssoftware PRODI auf Grundlage des Bundeslebensmittelschlüssels (BLS) des staatlichen Max-Rubner-Instituts sowie der Nährwerttabellen von Souci-Fachman-Kraut (SFK). Die Prozentangaben neben den Kohlenhydrat-, Eiweiß- und Fettanteilen beziehen sich auf den prozentualen Anteil des jeweiligen Nährstoffs an der Gesamtkalorienmenge.

Brokkolicremesuppe mit Lachs

2 Portionen

- **200 g Brokkoli**
- **20 g Zwiebel**
- **50 g Räucherlachs**
- **20 g Butterschmalz oder Öl**
- **500 g Wasser**
- **5 g klare Brühe, instant**
- **1 Eigelb**
- **50 g Sahne, 30 % Fett**
- **Salz, Pfeffer**

Pro Rezept:

KH:	4 g	5 %
Fett:	26 g	78 %
Eiweiß:	12,2 g	17 %
kcal:	294	

EFK gesamt: 12,2; 26; 4

01 Den Brokkoli waschen und in Röschen zerteilen, die Stiele klein schneiden. Die Zwiebel schälen und fein würfeln. Den Lachs in Streifen schneiden.

02 Das Fett in einem Topf erhitzen, die Zwiebeln darin glasig dünsten, den Brokkoli zufügen und kurz mitdünsten. Dann mit Wasser und Brühe aufgießen und ca. 10–15 Minuten köcheln lassen.

03 Den Topf vom Herd nehmen, einige Brokkoliröschen herausnehmen und beiseitelegen, den Rest pürieren. Das Eigelb mit der Sahne verquirlen und einrühren (nicht mehr aufkochen lassen, da das Ei sonst ausflockt). Mit Salz und Pfeffer abschmecken und die Suppe in Suppenschalen oder tiefen Tellern mit Brokkoliröschen und Lachsstreifen anrichten.

VARIATION: Statt Brokkoli können auch andere kohlenhydratarme Gemüsesorten verwendet werden, z. B. Blumenkohl oder Rosenkohl.

Blumenkohlcurry

2 Portionen

- **500 g Blumenkohl**
- **50 g Zwiebel**
- **2 Knoblauchzehen**
- **Ingwer**
- **2 EL Öl**
- **Curry, Kurkuma, gemahlener Kümmel**
- **Salz, Pfeffer**
- **100 g Sahne, 30 % Fett**
- **60 g Crême fraîche**
- **Süßstoff**
- **20 g gehackte Haselnüsse**

Pro Rezept:

KH:	21,3 g	9 %
Fett:	87,8 g	83 %
Eiweiß:	19,2 g	8 %
kcal:	947	

EFK gesamt: 19,2; 87,8; 21,3

01 Blumenkohl in Röschen zerteilen, waschen, die dicken Strunkteile in Scheiben schneiden.

02 Zwiebel und Knoblauch schälen, fein hacken und mit dem geschnittenen Ingwer in heißem Öl andünsten. Den Blumenkohl zugeben und mit Gewürzen bestreuen. Crème fraîche und Sahne miteinander verrühren, zum Blumenkohl geben und alles ca. 10 Minuten bissfest garen. Mit Gewürzen und Süßstoff nochmals abschmecken und mit Haselnussstücken bestreut servieren.

Fenchelgratin

2 Portionen

- **600 g Fenchel (Knolle)**
- **1 EL Zitronensaft**
- **20 g Butter**
- **Salz, Pfeffer**
- **100 ml Sahne, 30 % Fett**
- **50 g geriebener Emmentaler (vollfett)**
- **Gemüsebrühe, instant**
- **20 g gehackte Haselnüsse**

Pro Rezept:

KH:	24,5 g	11 %
Fett:	75,8 g	74 %
Eiweiß:	34 g	15 %
kcal:	915	

EFK gesamt: 34; 75,8; 24,5

01 Fenchelknollen putzen, den Stielansatz entfernen und zerlegen, in wenig Salzwasser mit Zitronensaft ca. 10 Minuten garen. Fenchelgrün fein hacken und etwas beiseitelegen. Den restlichen Fenchel gut abtropfen lassen.

02 Sahne steif schlagen und mit dem Käse vermischen. Die Hälfte der Käse-Sahne-Masse in eine gefettete Auflaufform geben und die Fenchelstücke hineinlegen, 2 Esslöffel des Fenchelkochwassers mit Gemüsebrühe verrühren und mit der restlichen Käse-Sahne-Masse über den Fenchel gießen. Mit den gehackten Nüssen bestreuen und im vorgeheizten Backofen bei 180 °C (Umluft) ca. 10 Minuten überbacken.

Gurkengemüse mit Ingwer

Als Beilage 2 Portionen

- **400 g Salatgurke**
- **40 g Frühlingszwiebel**
- **30 g Ingwer**
- **1 EL Öl**
- **100 ml Sahne, 30 % Fett**
- **25 g Crème fraîche**
- **Salz, Pfeffer**
- **1 TL Zitronensaft**
- **Petersilie, Dill, Schnittlauch**

Pro Rezept:

KH:	14,3 g	10 %
Fett:	52,9 g	85 %
Eiweiß:	6,4 g	5 %
kcal:	554	

EFK gesamt: 6,4; 52,9; 14,3

01 Gurke schälen, längs halbieren und entkernen. Die Hälften in ca. 1 cm dicke Streifen und dann in Würfel schneiden. Die Frühlingszwiebel putzen, Weißes und Grünes getrennt in Ringe schneiden. Den Ingwer schälen und fein raspeln.

02 Das Weiße der Frühlingszwiebel und den Ingwer in heißem Öl ca. 2 Minuten anschwitzen, die Gurkenstücke zugeben und unter Rühren ca. 15 Minuten bei mittlerer Hitze braten. Sahne und Crème fraîche einrühren und mit Salz, Pfeffer und Zitronensaft abschmecken. Mit gehackten Kräutern verfeinern und servieren.

Blaubeerpannacotta

4 Portionen

- **2–4 Blatt Gelatine**
- **130 g Blaubeeren***
- **Süßstoff nach Bedarf**
- **1 TL Zitronensaft**
- **300 ml Sahne, 30 % Fett**
- **Mark einer Vanilleschote**
- **Zitronenmelisse**

Pro Rezept:

KH:	30,9 g	13 %
Fett:	90,4 g	83 %
Eiweiß:	10,1 g	4 %
kcal:	968	

EFK gesamt: 10,1; 90,4; 30,9

01 Die Gelatine in kaltem Wasser einweichen. Die Blaubeeren mit Zitronensaft ca. 1 Minute aufkochen, danach mit einem Stabmixer pürieren und ggf. durch ein feines Sieb drücken, mit Süßstoff abschmecken. Die Sahne aufkochen, vom Herd nehmen und das Vanillemark einrühren.

02 Die Gelatine ausdrücken und in die warme (nicht heiße!) Sahne einrühren. Danach das Blaubeerpüree hinzugeben und verrühren. Anschließend die Masse in Gläser, Tassen oder Schalen füllen und mehrere Stunden in den Kühlschrank stellen.

03 Vor dem Servieren mit Zitronenmelisse garnieren.

* Kultur-Blaubeeren haben mehr KH

Bunter Matjessalat

2 Portionen

- **50 g Zwiebel**
- **100 g Gewürzgurke**
- **200 g Fleischtomate**
- **300 g Gurke**
- **50 g Apfel**
- **250 g Matjesfilet**
- **25 g Mayonnaise, 80 % Fett**
- **2 EL Öl (Olive oder Raps)**
- **2 EL Apfelessig**
- **Salz, Pfeffer**
- **1 Bund Dill**
- **Süßstoff**

Pro Rezept:
KH: 22,3 g 10 %
Fett: 82,5 g 77 %
Eiweiß: 31,4 g 13 %
kcal: 963
EFK gesamt: 31,4; 82,5; 22,3

01 Die Zwiebel schälen und fein würfeln, Gewürzgurke fein würfeln. Tomate und Gurke waschen und fein würfeln. Den Apfel waschen, vierteln, vom Kerngehäuse befreien und fein würfeln. Matjesfilet in grobe, mundgerechte Stücke schneiden. Alle Zutaten zusammen in eine Schüssel geben und gut vermischen.

02 Mayonnaise mit Öl, Apfelessig, Pfeffer, Salz und etwas Süßstoff zu einem glatten Dressing verrühren und über den Matjessalat geben. Den Dill zupfen, fein hacken und mit dem Matjessalat vermengen. Alles mindestens 10 Minuten ziehen lassen und servieren.

Fränkischer Kochkäse

Aufstrich oder Dip

- **50 g Harzer**
- **50 g Doppelrahmfrischkäse**
- **50 g Butter**
- **50 g Sahne, 30 % Fett**
- **50 g Quark, 40 % Fett**
- **1 Msp. Natron**
- **1 Msp. Salz**
- **Kümmel**

Pro Rezept:

KH:	4 g	2 %
Fett:	64 g	88 %
Eiweiß:	16,1 g	10 %
kcal:	647	

EFK gesamt: 25,1; 77,8; 4,8

01 Harzer (in Stücke geschnitten), Frischkäse und Butter in einem Topf bei mittlerer Wärme schmelzen. Sahne und Quark unterrühren, kurz aufkochen, dann Natron, Salz und Kümmel unterrühren und alles unter ständigem Rühren abkühlen lassen.

Ketogener Obatzda

Aufstrich

- **25 g Butter**
- **70 g reifer Brie, 70 % F. i. Tr.**
- **25 g Zwiebel**
- **Knoblauchzehe**
- **40 g Sahne, 30 % Fett**
- **25 g Doppelrahmfrischkäse**
- **Salz, Pfeffer, Paprika edelsüß**

Pro Rezept:

KH:	4 g	2 %
Fett:	64 g	88 %
Eiweiß:	16,1 g	10 %
kcal:	647	

EFK gesamt: 16,1; 64; 4

01 Butter schaumig schlagen, den Brie mit der Gabel zerdrücken. Die Zwiebel sowie Knoblauch schälen und fein schneiden. Alle Zutaten miteinander vermischen und mit Salz, Pfeffer und Paprika abschmecken.

Zucchinimuffins

ca. 12 Muffins

- **50 g Zwiebel**
- **300 g Zucchini**
- **10 g schwarze Oliven ohne Stein**
- **70 g Fetakäse (Fettstufe)**
- **3 Eier**
- **20 g Butter**
- **150 g Quark, 40 % Fett**
- **50 g gemahlene Mandeln**
- **50 g Haferkleie**
- **1 TL Backpulver**
- **Salz, Pfeffer**
- **Basilikum**

Pro Rezept:
KH: 44,7 g 13 %
Fett: 99,5 g 65 %
Eiweiß: 72,0 g 22 %
kcal: 1.361
EFK gesamt: 72; 99,5; 44,7

01 Den Backofen auf 160 °C Umluft vorheizen. Die Zwiebel schälen und fein raspeln. Die Zucchini waschen, putzen und ebenfalls fein raspeln, gut ausdrücken.

02 Die Oliven in feine Streifen schneiden. Zucchini, Zwiebel, Oliven miteinander mischen, mit Salz, Pfeffer und Basilikum abschmecken. Den Fetakäse in kleine Würfel schneiden. Die Eier trennen.

03 Die Eigelbe mit Butter und Quark verrühren, mit den gemahlenen Mandeln, Haferkleie und Backpulver zu einem glatten Teig verarbeiten. Die Zucchinimischung und den Feta unterheben.

04 Die Eiweiße steif schlagen und vorsichtig unterziehen. Den Teig in die Papier-Muffin-Förmchen füllen und auf ein Backblech stellen. Ca. 25 Minuten im Ofen backen, bis die Muffins leicht gebräunt sind.

Mascarpone-Käse-Kuchen

- **1 kg Mascarpone**
- **6 Eier**
- **1 EL Zitronensaft**
- **2 TL Vanilleextrakt**
- **2 EL Öl**
- **Süßstoff**

Pro Rezept:

KH:	44,6 g	4 %
Fett:	429,3 g	87 %
Eiweiß:	96,5 g	9 %
kcal:	4.426	

EFK gesamt: 95,5; 429,3; 44,6

01 Backofen auf 160 °C (Umluft) vorheizen. Alle Zutaten auf Zimmertemperatur bringen, bevor alles mit dem Handrührgerät oder Schneebesen verrührt wird.

02 Dann die Masse in eine ausgefettete Kastenform füllen und evtl. etwas Zimt darüberstäuben. Den Kuchen ca. 45 Minuten backen, bis die Masse fest geworden ist. Den Backofen ausstellen und den Kuchen bei geöffneter Tür 1 Stunde allmählich abkühlen lassen. Danach in den Kühlschrank stellen. Wenn der Kuchen über Nacht im Kühlschrank bleibt, schmeckt er noch besser.

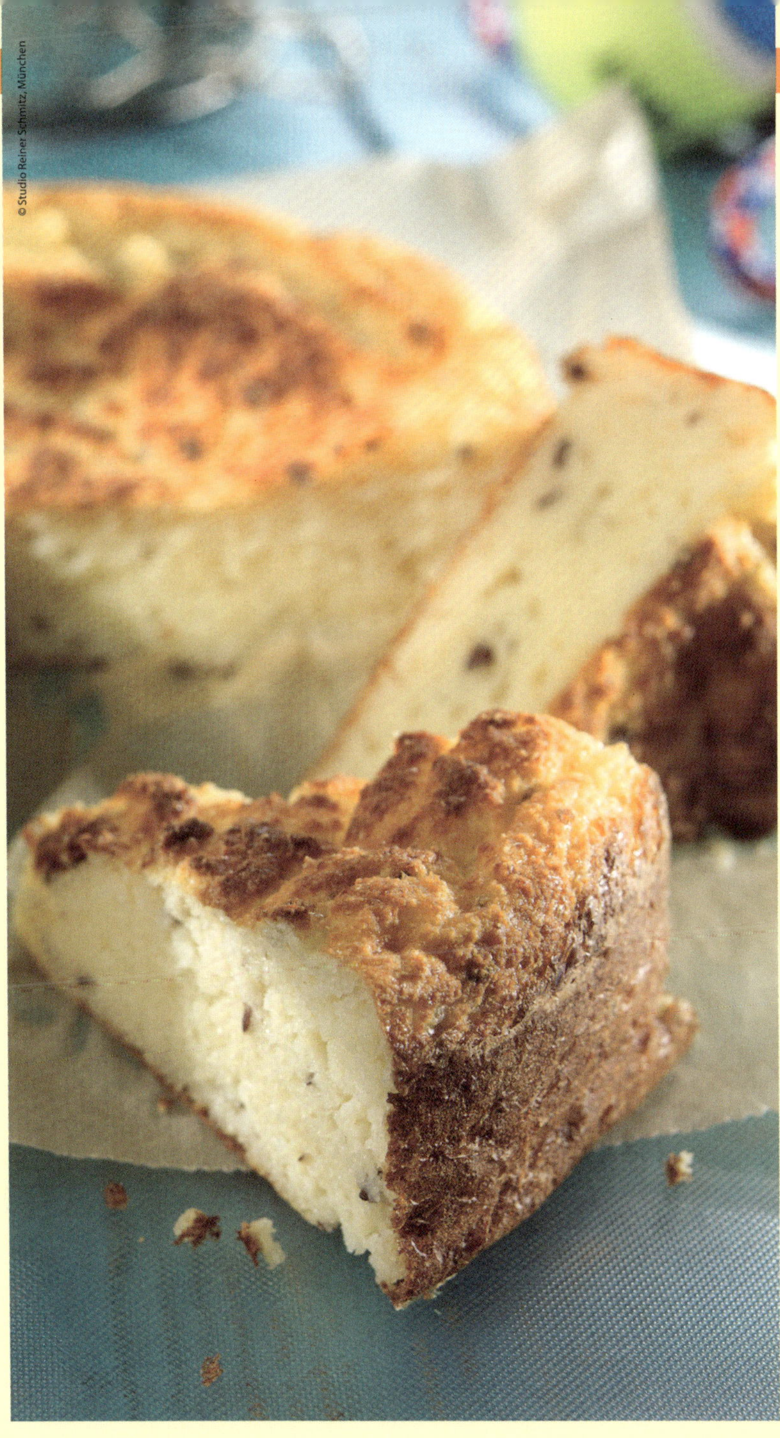

Beispielmenüplan

Für eine Woche, sortiert nach Frühstück – Mittagessen– Snack – Abendessen.

Für Frühstück und Snack ist jeweils auch eine süße Variante angegeben. Wer auf den Snack verzichtet, kann zum Beispiel dessen süße Variante als Dessert für Mittag- oder Abendessen wählen.

Montag

Frühstück:

- Omelett mit Schafskäse, Avocado und Butterkäse
- **(Alternativ)** Sahnequark mit Kokosöl, klein gehackten Beeren, Wal- und Paranüssen

Mittagessen:

- Sahnesuppe mit Spinat und Gorgonzola, darüber Räucherlachsstreifen
- **(Alternativ)** In Kokosöl gebratene Selleriescheiben + Brokkoli mit Mandelblättchen + Lammfilet

Snack:

- Geröstete und gewürzte Nüsse
- **(Alternativ)** Selbstgebackenen Keto-Schoko-Muffin

Abendessen:

- Kalte Platte mit Antipasti, Bergkäse, Salami, fettem Fisch (z.B. Lachsreste vom Mittag), dazu 1 großer Teller Salat mit Gurken- und Karottenstreifen, Paprika- und Avocadowürfeln, gehackten Walnüssen, wenig Essig und viel Olivenöl
- **(Alternativ)** Selbstgebackenes Keto-Brot mit »Clotted cream« und Fruchtpüree aus Papaya

Dienstag

Frühstück:

- Knusperbrot mit Räuchertofu
- **(Alternativ)** Pancakes mit Früchten und Vanillecreme

Mittagessen:

- Rührei mit Käse und Salat
- **(Alternativ)** Spinat mit Mandelblättchen und Spiegelei

Snack:

- Rollmops
- **(Alternativ)** Creme mit Kakao und Gewürzen

Abendessen:

- Räucherfisch mit Meerrettich
- **(Alternativ)** Kokossuppe mit Huhn oder Tofu und Gemüse

Mittwoch

Frühstück:

- Spiegelei mit gebratenem Speck
- **(Alternativ)** Sojajoghurt mit Kokosöl, Früchten und geschroteten Leinsamen

Mittagessen:

- Steak und Tofufritten mit Salat
- **(Alternativ)** Gemüsepfanne mit Sahnesauce

Snack:

- geröstete Sojakerne
- **(Alternativ)** 1–2 Rippen sehr dunkle Schokolade

Abendessen:

- Spargel-Schinken-Röllchen mit Mayonnaise und Pinzimonio
- **(Alternativ)** Mandelmousse mit Sahne und Himbeeren

Donnerstag

Frühstück:

- Eiweißbrot mit Butter, Schinken und Käse
- **(Alternativ)** zitroniger Kokosshake

Mittagessen:

- Gebratenes Gemüse mit Bergkäse überbacken
- **(Alternativ)** Wokpfanne

Snack:

- ½ Teewurst aus der Pelle löffeln, dazu ½ Kohlrabi
- **(Alternativ)** Paranüsse

Abendessen:

- Blumenkohlpizza
- **(Alternativ)** Beerenauflauf

Freitag

Frühstück:

- Pfannkuchen mit Avocadopüree
- **(Alternativ)** Käsesoufflé mit grünem Salat und gerösteten Sojakernen

Mittagessen:

- Lachssteak mit Spinat und Selleriepüree
- **(Alternativ)** Kokosmilch

Snack:

- Macadamianüsse
- **(Alternativ)** 1–2 Rippen sehr dunkle Schokolade

Abendessen:

- Krabbencocktail mit grünem Salat
- **(Alternativ)** Eiweißbrot mit Butter, Mascarponecreme und Erdbeeren

Samstag

Frühstück:

- Hart gekochte Eier mit Mayonnaise oder Remoulade
- **(Alternativ)** Mandelstifte und gehackte geröstete Sojakerne mit Vanille-Sahne-Joghurt

Mittagessen:

- Tomatensuppe mit Fleischwürfeln und Crème fraîche
- **(Alternativ)** In Butter gebratene Waldpilze auf Rührei mit Waldorfsalat

Snack:

- Minisalami oder Landjäger
- **(Alternativ)** Sahneshake mit Früchten

Abendessen:

- Eiweißbrot mit Gurken-Sahne-Quark, Mettwurst mit Sauerkraut
- **(Alternativ)** Guacamole mit Knusperbrot

Sonntag

Frühstück:

- Eiweißbrot mit Butter, Radieschen, Käse und Avocado
- **(Alternativ)** Pfannkuchen mit Früchten

Mittagessen:

- Schaschlikspieß mit Salat
- **(Alternativ)** Gebratene Forelle mit Mandelblättchen, Blumenkohlreis und sahnigem Gurkensalat

Snack:

- Sardinen mit Kapern
- **(Alternativ)** Ketogene Schwarzwälder Kirschtorte

Abendessen:

- Hackfleischbällchen mit Sellerie
- **(Alternativ)** Nussauflauf

Lebensmittel für unterwegs oder zwischendurch

Auch wenn man unterwegs ist, kann man ketogene Zwischenmahlzeiten entweder von zu Hause mitnehmen oder sich einen schnellen Imbiss besorgen.

Tierisch

- hart gekochte Eier
- Camembert
- Bergkäse
- Minisalami
- Pemmikan
- Bratwurst/Leberkäse (ohne Brötchen)
- Matjes
- Burger/Döner mit Salat (ohne Brot)

Pflanzlich

- Avocado
- Nüsse, Kerne, Samen
- Sojabohnen, geröstet
- Dunkle Schokolade
- Nusspemmikan (mit Kokosfett)
- Kokospaste/Kokosmilch
- Sojajoghurt ohne Zucker
- Tofu (zum Beispiel Räuchertofu) mit Salat

Kohlenhydratberechnung

Für die Berechnung der aufgenommenen Kohlenhydrate aus den Mahlzeiten werden immer nur die »verwertbaren Kohlenhydrate« herangezogen.

Verwertbare Kohlenhydrate sind alle Sorten von Kohlenhydraten, die vom Körper entweder direkt verstoffwechselt werden oder zuerst in Traubenzucker (Glukose) umgewandelt und dann genutzt werden. Diese werden in den offiziellen Nährwerttabellen gesondert ausgewiesen. Hierzu gehören:

Einfachzucker:

- **Glukose (Traubenzucker):** Traubenzuckerbonbons, Weintrauben
- **Fruktose (Fruchtzucker):** Obst, Honig, Süßigkeiten, Softdrinks
- **Galaktose (Schleimzucker):** Milch

Zweifachzucker:

- **Rohr-/Rübenzucker (Saccharose):** klassischer Haushaltszucker
- **Milchzucker (Laktose):** Milchprodukte
- **Malzzucker (Maltose):** Bierprodukte

Mehrfachzucker:

- **Stärke (Amylose):** Getreide, Mais, Reis, Kartoffeln, Knollen, Erbsen, Bohnen, alle Backwaren
- **Speicherzucker (Glykogen):** Leber, Muskelfleisch

Für die Kohlenhydratberechnung werden all diese verwertbaren Kohlenhydrate zusammengezählt.

Beispiel: Ein Gericht enthält 100 Gramm Sahnequark. Dieser enthält 3,5 Gramm Laktose. Wenn im Keto-Tagesplan für dieses Gericht 5 Gramm Kohlenhydrate eingeplant sind, dann können also noch Früchte mit insgesamt 1,5 Gramm verwertbaren Kohlenhydraten (Fruktose, Glukose, auch andere verwertbare Kohlenhydrate sind zum Teil in Früchten enthalten) dazugegeben werden, also zum Beispiel 15 Gramm Himbeeren.

Die »nicht verwertbaren Kohlenhydrate« sind auch bekannt als Ballaststoffe.

Ballaststoffe werden im Körper nicht in Glukose umgewandelt, sondern im Darm von Bakterien teilweise in Fettsäuren umgewandelt. Teilweise werden sie auch gar nicht verwertet, gehen also tatsächlich als »Ballast« durch den Darm hindurch. Ballaststoffe zählen folglich nicht zu den verwertbaren Kohlenhydraten und werden in der ketogenen Diät nicht mitberechnet. Die Nährstoffangaben in diesem Buch und die Angaben zu den Kohlenhydratanteilen im Eiweiß-Fett-Kohlenhydrat-Verhältnis (EFK) beziehen sich durchweg auf die verwertbaren Kohlenhydrate. Auch in den Rezepten sind immer nur die verwertbaren Kohlenhydrate angegeben.

Natürliche Zuckerlösungen: Honig/Agavendicksaft/Ahornsirup

Der angegebene Kohlenhydratanteil bei diesen Lebensmitteln besteht komplett aus verwertbaren Kohlenhydraten.

Honig:

- Enthält 77 bis 84 Gramm verwertbare Kohlenhydrate je 100 Gramm.
- Hauptkohlenhydrate im Honig sind Glukose und Fruktose.

Agavendicksaft:

Besteht zu 75 bis 80 Prozent aus verwertbaren Kohlenhydraten und enthält eine Mischung aus den Einfachzuckern Glukose (ca. 1 Teil) und Fruktose (7 bis 9 Teile).

Ahornsirup:

- Enthält etwa 65 Gramm verwertbare Kohlenhydrate je 100 Gramm.
- Hauptkohlenhydrate sind neben Saccharose auch Fruktose und Glukose.

Zuckerersatzstoffe

Eine Sondergruppe bilden die sogenannten »Zuckeralkohole«, welche zum Beispiel in »zuckerfreien« Lebensmitteln, Süßigkeiten, Kaugummis und Getränken immer häufiger eingesetzt werden. Sie sind keine klassischen Kohlenhydrate, können aber auch teilweise über Zwischenprodukte den Zuckerspiegel und den Zuckerstoffwechsel beeinflussen und sind in den meisten Fällen nicht kalorienfrei.

Die wichtigsten Zuckeralkohole sind:

- Mannit (Mannitol), Isomalt, Laktit, Sorbit (Sorbitol), Xylit (Xylitol), Erythrit (Erythritol) und Arabit.

In der kohlenhydratarmen Bäckerei wird derzeit vor allem Xylitol und Erythritol eingesetzt. Sie haben einen mit Zucker vergleichbaren Süßegrad und werden in den gleichen Mengen und Volumina wie Zucker verwendet. Im Gegensatz zu Xylitol und anderen Zuckeralkoholen wird Erythritol im Körper nicht verstoffwechselt, sondern wieder ausgeschieden, vorwiegend über den Urin.

Achtung

Zuckeralkohole ziehen extrem viel Wasser in den Darm und können daher starke Durchfälle verursachen, wenn sie in größeren Mengen konsumiert werden! Es gibt zwar individuelle Unterschiede in der Empfindlichkeit, aber besonders bei einer gestörten Darmschleimhaut ist hier äußerste Vorsicht geboten!

Gluten

Das Klebereiweiß Gluten kann vor allem für Vegetarier und Veganer ein wichtiger Proteinlieferant sein. Wer Zöliakie hat, muss es logischerweise konsequent meiden. Allerdings gilt es auch als möglicherweise problematisch für manche Menschen, die nicht an dieser echten Glutenunverträglichkeit leiden. Wissenschaftlich solide untermauert ist dies zwar nicht, aber wer den Eindruck hat, Gluten nicht zu vertragen, sollte sicherheitshalber darauf verzichten.

Kontraindikationen – für wen ist eine ketogene Diät NICHT geeignet?

Es gibt einige – wenn auch sehr seltene – angeborene Stoffwechselstörungen, bei denen eine ketogene Diät nicht möglich oder sogar ausgeschlossen ist.

Diese sind Erkrankungen,

- bei denen die Leber keine Ketonkörper bilden kann (Ketogenesestörungen)z. B. MCAD (Medium Chain-Acyl-CoA-Dehydrogenase)-Defekte,
- bei denen die Körperzellen keine Ketonkörper verwerten können (Ketolysestörungen), z. B. HMG-CoA- Synthase oder -Lyase-Mangel,
- bei denen die Fettsäureverbrennung gestört ist (Fettsäurenoxidationsstörungen), z. B. Störungen im Carnitin-Transportersystem oder Acyl-CoA-Dehydrogenase-Mangel,
- bei denen die Leber keine Glukose bilden kann (Glukoneogenesedefekt), z.B. Pyruvat-Carboxylase-Störungen,
- bei denen die Insulinbildung in der Bauchspeicheldrüse gestört ist, z. B. bei einer Inselzellhyperplasie oder einem Insulinom.

Allgemeine Kennzeichen sind schwere bis lebensbedrohliche Komplikationen bei ungewolltem Fasten (Magen-Darm-Grippe) durch schwere Unterzuckerung (Hypoglykämien) und spontane lebensbedrohliche Azidosen (Übersäuerungen), oft schon im Säuglingsalter.

Wenn man sich unsicher ist und es für möglich hält, dass eine dieser Kontraindikationen zutrifft, sollte man unbedingt einen Arzt konsultieren, bevor man mit einer ketogenen Diät beginnt. Die harntreibende Wirkung der Ernährung kann möglicherweise Nieren, wenn diese vorgeschädigt sind, zusätzlich belasten. Wer also unter Nierenfunktionsstörungen leidet, sollte vor einer Umstellung auf ketogene Ernährung mit seinem Hausarzt konkret darüber sprechen und zum Beispiel regelmäßige Urintests einplanen.

Ansonsten ist, soweit bekannt und erforscht, die ketogene Ernährung unbedenklich. Gefährdet sind höchstens Personen mit tabletten- oder insulinpflichtigem Diabetes. Sie können bei ketogener Ernährung in einen bedrohlichen Unterzucker gelangen, wenn sie die gewohnte Medikamentenmenge weiter nehmen oder die üblichen Insulineinheiten spritzen. Für Diabetiker gilt: Die Umstellung unbedingt mit dem Arzt absprechen und engmaschig den Blutzucker kontrollieren.

»Ich komme nicht in die Ketose«: Mögliche Ursachen

Ein häufiges Problem von Patientinnen und Patienten ist, dass trotz »strikter Befolgung der Empfehlungen für eine ketogene Diät« keine Ketose nachweisbar ist.

Wer selbst in dieser Situation ist, sollte sich folgende Fragen stellen:

1. Sind meine Ketonmessstreifen noch brauchbar?

Viele Messstreifen zeigen keine Ketose mehr an, wenn sie über das Haltbarkeitsdatum hinaus verwendet werden. Daher sollte man das Haltbarkeitsdatum (auf der Packung aufgedruckt) überprüfen und es im Zweifel mit »frischen« Streifen probieren.

2. Esse ich wirklich genug Fett?

Viele Menschen lassen zwar die Kohlenhydrate weg und meinen dann, sich damit korrekt ketogen zu ernähren. Dabei essen sie aber oft zu wenig Fett und zu viele magere eiweißhaltige Lebensmittel, zum Beispiel mageren Schinken, mageren Käse wie Emmentaler oder Harzer und kombinieren das mit viel Blattgemüse. Zitat aus einer Anfrage, die wir bekamen: *»Auch wenn ich nur Gemüse oder grüne Salate plus Eiweiß esse, gelingt es mir nicht, in die durch Keto-Stix nachweisbare Ketose zu kommen.«* Mit einer Ernährung wie im Zitat angegeben wird es zum einen schwierig, das Gewicht zu halten, und zum anderen praktisch unmöglich, in eine messbare Ketose zu kommen. **Eine ketogene Diät ist eben nicht nur kohlenhydratarm. Vor allem ist sie – und das ist absolut entscheidend – sehr fettreich.**

Wer nicht in die Ketose kommt, sollte vor allem viele besonders »ketogene Fette« in die Ernährung einbauen. Das sind zum Beispiel MCT-Öle oder Kokosfett, aber auch Butter. Man kann auch mit zwei oder drei extremen Keto-Tagen den Stoffwechsel in die gewünschte Richtung bewegen. Dafür isst man dann wirklich nur »Fettbomben«, also etwa Avocados mit Olivenöl, Macadamianüsse, Kokosstücke, Butter, Mascarpone, Mayonnaise, Crème fraîche, Sardinen, Aal, Teewurst, gebratenen Speck. Damit kommt man schnell in eine gut messbare Ketose.

3. Habe ich vor der Messung Sport getrieben?

Direkt nach Sport sind die Ketone häufig »verbraucht«, weil sie dem Körper Energie geliefert haben. Im Urin sind sie dann nicht mehr nachweisbar. Man sollte deshalb immer etwa eine Stunde nach körperlichen Anstrengungen abwarten, bevor man misst. Im Blut sollten die Ketonkörper aber jederzeit messbar sein.

Die folgenden Übersichten helfen Ihnen bei der täglichen Lebensmittelauswahl:

Grün	bevorzugt essen, wo möglich in einer fettreichen Variante
Gelb	in Maßen essen
Orange	nur in geringer Menge essen
Rot	weglassen

PRAKTISCH KOHLENHYDRATFREIE LEBENSMITTEL

Fleisch	alle Sorten, z.B. Kalbfleisch, Lammfleisch, Rindfleisch, Schweinefleisch, idealerweise aus Weide-/Bio-Haltung
Wild	alle Sorten, z.B. Damhirsch, Hase, Hirsch, Kaninchen, Reh, Wildschwein
Geflügel	alle Sorten, z.B. Ente, Fasan, Gans, Huhn, Strauß, Truthahn/Pute
Wurstwaren	alle Sorten ohne Zusatz von Zucker/Kohlenhydraten (Packungsaufschrift beachten oder fragen!), z.B. Fleischwurst, gekochter Schinken, roher Schinken, Salami
Fisch	alle Sorten, z.B. Aal, Forelle, Hai, Heilbutt, Hering, Kabeljau, Karpfen, Lachs, Makrele, Rotbarsch, Sardine, Schellfisch, Seelachs, Seezunge, Thunfisch, Zander, idealerweise aus nachhaltiger Fischerei
Schalentiere	alle Sorten, z.B. Garnele, Hummer, Krebs
Weichtiere	alle Sorten, z.B. Muscheln, Schnecken, Tintenfisch
Eier	alle Sorten, z.B. Hühnerei, Wachtelei
Käse	alle Sorten, sofern nicht in der Tabelle »Milch, Milchprodukte und Sojaprodukte« aufgeführt, z.B. Bergkäse, Camembert Doppelrahmstufe, Edamer, Emmentaler, Gouda, Handkäse, Mozzarella, Parmesan, Roquefort, Schafskäse, Ziegenkäse …
Fette und Öle	Butter, Butterschmalz, natives Kokosöl/-fett, Olivenöl, Speck, Schweine- und Gänseschmalz und für die kalte Küche Omega-3-reiche native Pflanzenöle wie Raps-, Walnuss-, Hanf- oder Leinöl

Die individuelle Höchstmenge an Kohlenhydraten stets gleichmäßig über die Mahlzeiten des Tages verteilen. Das bedeutet meist: pro Mahlzeit nur fünf bis zehn Gramm Kohlenhydrate (KH).

BEI ALLEN FOLGENDEN LEBENSMITTELN MÜSSEN DIE KOHLENHYDRATE BERÜCKSICHTIGT WERDEN:

Gemüse

Verwertbare KH je 100 g verzehrfertiges Produkt	Lebensmittel	Empfohlene Höchstmenge pro Portion
Bis zu 3 g	Artischocke, Aubergine, Bambussprossen, Staudensellerie, Blumenkohl, Brokkoli, Chinakohl, Fenchel, Grünkohl, Gurken, Knollensellerie, Mangold, Paprika, Portulak, Radieschen, Rettich, Rhabarber, Sauerkraut, Schwarzwurzeln, Spargel, Spinat, Tomate, Wirsing, Zucchini	150 g
3,1–5 g	Bohnen (grün), Kohlrabi, Kürbis, Möhren (Karotten), Lauch (Porree), Rosenkohl, Rotkohl (Blaukraut), Topinambur, weiße Rüben, Weißkraut	100 g
5,1–7 g	Steckrübe, Petersilienwurzel	50 g
7,1–10 g	Rote Bete	40 g
10,1–13 g	Pastinake	30 g
Mehr als 13 g	Kartoffeln, Süßkartoffeln, Zuckermais	weglassen

Salate, Pilze, Kräuter, Sprossen, Hülsenfrüchte

Verwertbare KH je 100 g verzehrfertiges Produkt	Lebensmittel	Empfohlene Höchstmenge pro Portion
Bis zu 2 g	Bohnensprossen, Eisbergsalat, Endiviensalat, Feldsalat, Kopfsalat, Oliven (grün und schwarz), Radicchio, Sauerampfer, Schnittlauch, Sojabohnen (frisch gegart, geröstet) alle Pilze (außer Shiitakepilze, Trüffel)	250 g
2,1–4 g	Frühlingszwiebel, Gartenkresse, Löwenzahnblätter, Rucola	100 g
4,1–7 g	Zwiebel, Sojasprossen	50 g
7,1–10 g	Petersilie, Trüffel	40 g
10,1–13 g	Ingwer, Meerrettich, Shiitakepilze	30 g
Mehr als 13 g	Bohnen (Kerne, alle Sorten), Erbsen, Kichererbsen, Linsen	weglassen

Getreide

Verwertbare KH je 100 g verzehrfertiges Produkt	Lebensmittel	Empfohlene Höchstmenge pro Portion
Mehr als 50 g	Amaranth, Buchweizen, Gerste (Graupen), Grünkern (Dinkel), Hafer (Flocken), Hirse, Mais (Korn, Popcorn), Quinoa, Reis, Roggen, Weizen	komplett meiden

Nüsse und Samen

Verwertbare KH je 100 g verzehrfertiges Produkt	Lebensmittel	Empfohlene Höchstmenge pro Portion
Bis zu 5 g	Hanfnüsse, Kokosnuss, Leinsamen, Macadamianüsse, Mandeln, Mohnsamen, Paranüsse, Pekannüsse	100 g
5,1–10 g	Erdnüsse	50 g
10,1–13 g	Haselnüsse, Sesamsamen, Sonnenblumenkerne, Walnüsse	30 g
Mehr als 13 g	Cashewkerne, Kastanien (Maronen), Kürbiskerne, Pinienkerne, Pistazienkerne	weglassen

Obst

Verwertbare KH je 100 g verzehrfertiges Produkt	Lebensmittel	Empfohlene Höchstmenge pro Portion
Bis zu 1 g	Avocado	unbegrenzt
Bis zu 7 g	Acerola, Brombeeren, Erdbeeren, Guave, Wildheidelbeeren, Himbeeren, Holunderbeeren, Johannisbeeren (rot, schwarz, weiß), Moosbeeren, Papaya, Preiselbeeren	50 g
7,1–10 g	Grapefruit, Kaktusfeige, Kiwi, Maulbeere, Passionsfrucht, Pfirsich, Wassermelone	40 g
10,1–13 g	Ananas, Apfel, Birne, Feige, Honigmelone, Kirschen (sauer), Mandarinen, Mango, Mispel, Nektarine, Pflaumen, Reineclaude	30 g
Mehr als 13 g	Bananen, Datteln, Ebereschenbeere, Granatapfel, Hagebutten, Kaki (Persimon), Kirschen (süß), Kumquat, Kulturheidelbeeren, Litschi, Mirabellen, Weintrauben alle Sorten von Trockenobst einschließlich Rosinen/Sultaninen alle Fruchtsäfte, Frucht-Smoothies usw.	weglassen

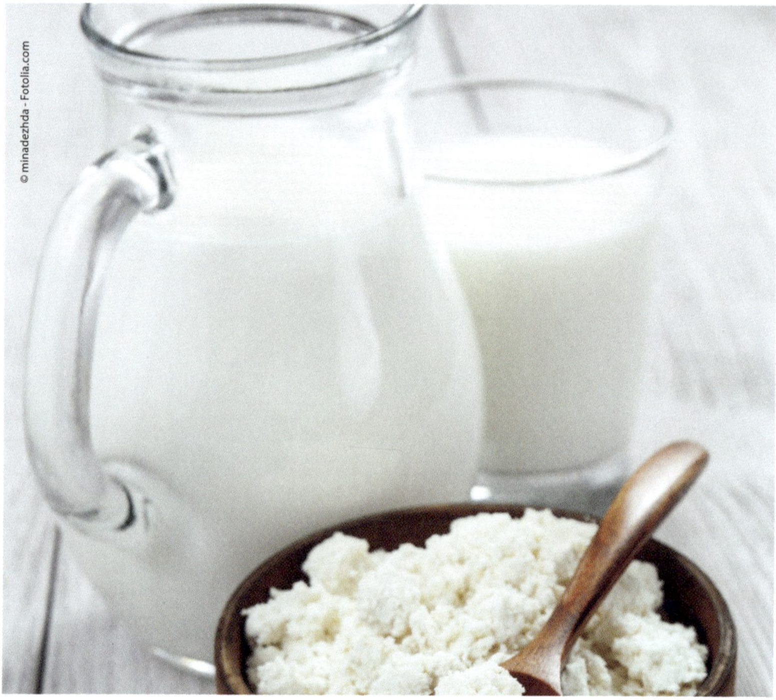

Milch, Milchprodukte und Sojaprodukte

Verwertbare KH je 100 g verzehrfertiges Produkt	Lebensmittel	Empfohlene Höchstmenge pro Portion
Bis zu 5 g	Buttermilch, Crème fraîche (40 %), Dickmilch, Frischkäse, Naturjoghurt (3,5 %), Kefir, Kochkäse, Kuhmilch (3,5 %), Mascarpone, Molke, Mozzarella, Schlagsahne (30 %), saure Sahne (10 %), Schafmilch, Schmand (24 %), Speisequark (alle Fettstufen), Tofu (Sojakäse), Ziegenmilch, Sojamilch	100 g
5,1–7 g	Hafermilch, Schmelzkäse, Stutenmilch	50 g
Mehr als 13 g	alle Milchprodukte mit Fruchtzubereitung, »Schokoladengeschmack«, »Vanille« und andere süße Geschmacksrichtungen	weglassen

DIE WICHTIGSTEN ÖLE UND DEREN FETTSÄUREN

Ölsorte	gesättigte FS (%)*	einfach ungesättigte FS (%)*	mehrfach ungesättigte FS (%)*	Linolsäure Omega-6 (%)*	alpha-Linolensäure Omega-3 (%)*	Vitamin E (mg/100g)*	Verhältnis Omega-3 zu Omega-6 *
Arganöl	18,0	47,0	35,0	36,8	0,3		1:122
Borretschöl				~45%	~22%	?	1:2
Distelöl	9	13	78	75,1	0,5	35	1:150
Erdnussöl	18	37	45	44	1,0	22	1:44
Fischöl	32	22	46		~35%	4	
Hanföl	10	15	75	58	20	12	1:2,9
Haselnussöl	8	74	16	13	0.0	26	-
Kokosfett (-öl)	90,5	7	2,5	1,4	-	1	-
Kürbiskernöl	19,2	28	52,8	49,4	0,5	~50	1:99
Leinöl	9	18	73	13,9	54,2	5,8	4:1
Maiskeimöl	14,5	32,5	53	55,3	0,9	30	1:61,4
Olivenöl	15,5	74	10,5	8,3	0,9	12	1:9,2
Nachtkerzenöl				~72%	~4%	?	
Mandelöl	8	74	18	17,6	0,2	-	1:88
Palmfett (-öl)	51,5	38	10,5	10,1	0,5	-	1:20
Rapsöl (Canola)	13	56	31	22,3	9,2		1:2,4
Sesamöl	13,5	42	44,5	42,7	0,0	4	-
Sojaöl	15	21	64	53,1	7,7	15	1:6,9
Sonnenblumenöl	12	24	64	63,0	0,5	55	1:126
Traubenkernöl	10,5	19	70,5	65,9	0,5	30	1:132
Walnussöl	8	20	72	55,1	12,9	3	1:4,3
Weizenkeimöl	16	22	62	55,7	7,8	215	1:7

* Angaben in % vom Gewicht.

- Das Verhältnis Omega-3- zu Omega-6-Fettsäuren sollte idealerweise nicht kleiner als 1:5 sein (1:10 etwa wäre ein kleineres Verhältnis und also eher ungünstig, 1:4 dagegen wäre ein größeres Verhältnis und erstrebenswert). Man sollte aber auf keinen Fall versuchen, die Omega-6-Säuren ganz wegzulassen. Auch sie sind wichtig. Es kommt allein darauf an, dass sie nicht allzu stark im Übergewicht sind.

- Öle können auch gemischt werden. Man sollte aber dann möglichst nur so viel verwenden, wie man unmittelbar verbraucht. Denn wenn man solche Ölgemische nicht sofort einigermaßen luftdicht verpackt und kühlt, können die wertvollen ungesättigten Fettsäuren ranzig werden. Das gilt natürlich auch für reine Öle, und es beeinträchtigt nicht nur den Geschmack, sondern auch die gesundheitlichen Wirkungen.
- Man sollte Öle, wenn möglich, in kleinen Portionen kaufen und in dunklen Glasflaschen dicht verschlossen im Kühlschrank aufbewahren. Eine Alternative ist, eine größere Flasche Öl zu kaufen, diese zu öffnen, zügig zu portionieren und die Portionen dann einzufrieren.
- Natürlich sollte man beim Einkauf auch darauf achten, dass ein Öl nicht in einer durchsichtigen Flasche direkt unter der Lampe im Regal stand.
- Um Öl vor dem Ranzigwerden zu bewahren, kann man auch etwas Vitamin E (800 mg auf 100 ml Öl, in Apotheken erhältlich) zusetzen.
- Eine Ausnahme bildet Kokosöl(-fett). Es ist sehr stabil und kann auch im normalen Glas bei Raumtemperatur aufbewahrt werden, auch ein Zusatz von Vitamin E ist hier nie nötig.
- Anmerkung zu Mandelöl: Dieses hat zwar ein ungünstiges Omega-3-/Omega-6-Verhältnis. Da es aber insgesamt nur einen kleinen Anteil dieser ungesättigten Fettsäuren enthält, haben wir es in die gelbe Kategorie eingestuft.

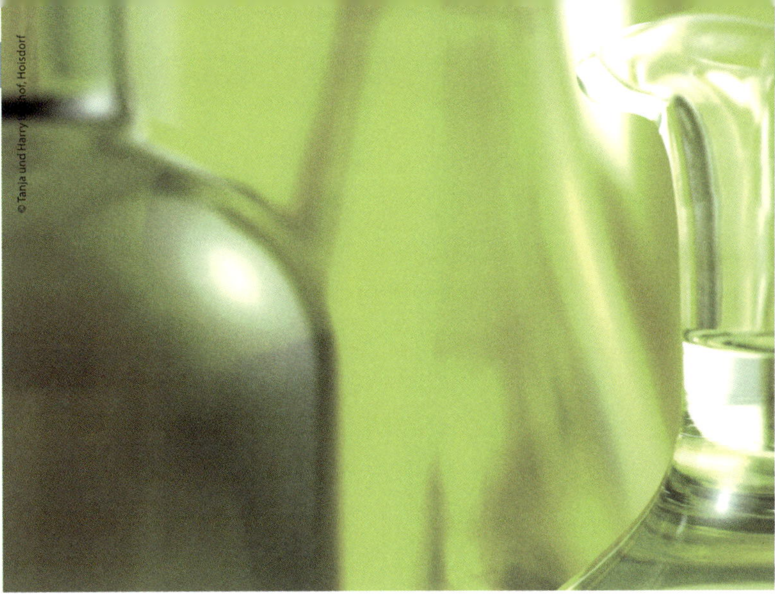

Faustregeln zur Haltbarkeit:

Nicht raffinierte/kalt gepresste/native Öle und Fette: Kalt gepresste Öle (zum Beispiel natives Olivenöl) halten nach dem Öffnen der Flasche im Durchschnitt maximal ein Jahr. Details siehe Tabelle auf Seite 190.

Raffinierte/heiß gepresste Pflanzenöle: Auch raffinierte Öle (zum Beispiel raffiniertes Rapsöl) sind geöffnet bis zu einem Jahr haltbar. Raffinierte Öle sind sehr hitzestabil, sie haben einen Rauchpunkt (siehe unten) über 220 °C und können daher zum Frittieren, Braten oder Backen bei hohen Temperaturen verwendet werden.

Die Verwendung der Öle in der Küche wird unter anderem über den sogenannten »Rauchpunkt« bestimmt. Dies ist die Temperatur, bei der das Öl beim Erhitzen anfängt zu rauchen. Hierbei bilden sich gesundheitsschädliche Stoffe. Öle sollten also in der Küche nie bis zum Rauchpunkt erhitzt werden.

In der Tabelle auf der nächsten Seite sind native/kalt gepresste Pflanzenöle (gelb und grün unterlegt) und andere Fette aufgelistet, die für eine ketogene Diät bei Krebs geeignet sind. Dort sind auch die Rauchpunkte angegeben sowie Verwendungsarten, Lagerzeiten und der beste Lagerort. Es handelt sich hierbei jeweils um Richtwerte. Wenn in der Fachliteratur unterschiedliche Angaben zu finden sind, haben wir zur Sicherheit immer den niedrigsten Wert angegeben.

Rauchpunkte, Verwendung und Lagerung von Fetten in der Küche

	Rauchpunkt (°C)	Verwendung	Lagerzeit, (Monate nach Anbruch)	Lagerort
Native/kalt gepresste Öle				
Hanföl	120	W + T	9	Kühlschrank
Kokosöl	175	K + B + T + Pf	bis 24	Raum
Leinöl	100	W + T	bis 1	Kühlschrank
Mandelöl	210	Pf + W	2–3	Kühlschrank
Olivenöl	130	W + T	bis 12	Raum
Palmkernöl	220	Pf	bis 12	Raum
Rapsöl	130	W + T	bis 12	Raum
Sojaöl	160	W + K	ca. 3	Raum
Walnussöl	130	W	bis 2	Kühlschrank
Weizenkeimöl	160	W	1–2	Kühlschrank
Andere Küchenfette				
Butter	175	K + B	ca. 1	Kühlschrank
Butterschmalz	175	Pf + B	9–12	Kühlschrank
Margarine	170	B + K	bis 3	Kühlschrank
MCT-Öle (100 %)	120	K	1–2	Kühlschrank
Schmalz (Schwein, Gans, Ente)	120–200	K + Pf	4–6	Kühlschrank

B = Backen; K = Kochen; Pf = Pfanne/Frittieren; T = Täglich als Fettquelle; W = Würzöl

Nicht mit aufgeführte Öle:

- **Fischöl, Borretschöl, Nachtkerzenöl.** Diese Öle werden üblicherweise nur als Kapseln beziehungsweise in sehr kleinen Mengen genommen.

Würzöle in der kalten Küche:

- **Arganöl, Kürbiskernöl, Haselnussöl, Sesamöl.** Diese Öle haben ein ungünstiges Fettsäurenverhältnis, können aber in sehr kleinen Mengen als Geschmackskomponente über fertige Gerichte gegeben werden. Die Öle sind nur kurz (9 bis 12 Monate) haltbar und sollten alle im Kühlschrank aufbewahrt werden.

Weitere Informationen zu Fetten und Ölen:

- Sehr ausführliche Informationen rund um alle Fette und Öle, die in der Küche Verwendung finden, bietet der kleine »Fett-Guide« (systemed).

Studien zur ketogenen Diät bei Krebs:

Generell findet man Studien zur ketogenen Diät in der Datenbank der amerikanischen Gesundheitsbehörde (NIH) über www.clinicaltrials.gov. Diese Seite ist allerdings nur auf Englisch verfügbar.

Man gibt im Feld »Search for studies« einfach [»ketogenic diet« AND cancer] ein, dann werden alle entsprechenden Studien aufgelistet. Diese kann man anklicken und bekommt so die weiteren Informationen und Ansprechpartner.

In Deutschland laufen (Stand März 2014) die

- **ERGO2-Studie für Patienten mit Glioblastom in Frankfurt (Studiennummer: NCT01754350).** Dr. Senckenberg Institut für Neuroonkologie, Kontakt: PD. Dr. med. Johannes Rieger, johannes.rieger@med.uni-frankfurt.de, www.uct-frankfurt.de
- **KOLIBRI-Studie für Frauen mit Brustkrebs in Bad Kissingen.** Rehaklinik am Kurpark, Kontakt: info@rehaklinik-am-kurpark. de, Hotline: 0971-919-0, www.rehaklinik-am-kurpark.de

Internetrechner zur Ermittlung von Nährwerten:

- www.naehrwertrechner.de
- fddb.info
- www.kohlenhydrate-tabellen.com

Bibliografische Information der Deutschen Nationalbibliothek
Die Deutsche Nationalbibliothek verzeichnet diese Publikation in der Deutschen Nationalbibliografie. Detaillierte bibliografische Daten sind im Internet über https://dnb.de abrufbar.

Für Fragen und Anregungen
info@m-vg.de

Wichtiger Hinweis
Ausschließlich zum Zweck der besseren Lesbarkeit wurde auf eine genderspezifische Schreibweise sowie eine Mehrfachbezeichnung verzichtet. Alle personenbezogenen Bezeichnungen sind somit geschlechtsneutral zu verstehen.

5. Auflage 2025

Türkenstraße 89
80799 München
Tel.: 089 651285-0

Die Originalausgabe erschien 2014 im systemed Verlag.

Redaktion: Richard Friebe
Umschlaggestaltung: Hauptmann & Kompanie Werbeagentur, Zürich
Fotografie: Studio Reiner Schmitz, München
Layout und Satz: A flock of sheep, Lübeck; Andreas Linnemann, München
Druck: Florjancic Tisk d.o.o., Slowenien
Printed in the EU

ISBN Print 978-3-95814-262-6
ISBN E-Book (PDF) 978-3-95814-263-3
ISBN E-Book (EPUB, Mobi) 978-3-95814-264-0